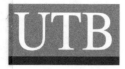 UTB 2467

Eine Arbeitsgemeinschaft der Verlage

Beltz Verlag Weinheim · Basel
Böhlau Verlag Köln · Weimar · Wien
Wilhelm Fink Verlag München
A. Francke Verlag Tübingen und Basel
Haupt Verlag Bern · Stuttgart · Wien
Lucius & Lucius Verlagsgesellschaft Stuttgart
Mohr Siebeck Tübingen
C. F. Müller Verlag Heidelberg
Ernst Reinhardt Verlag München und Basel
Ferdinand Schöningh Verlag Paderborn · München · Wien · Zürich
Eugen Ulmer Verlag Stuttgart
UVK Verlagsgesellschaft Konstanz
Vandenhoeck & Ruprecht Göttingen
Verlag Recht und Wirtschaft Heidelberg
VS Verlag für Sozialwissenschaften Wiesbaden
WUV Facultas Wien

Silvia Kühne-Ponesch

Modelle und Theorien in der Pflege

facultas

Silvia Kühne-Ponesch
Mag., MAS, DGKPS, Studium der Sozial- und Wirtschaftswissenschaften, Universitätslehrgang zur Krankenhausmanagerin, Pflegelehrerin. Von Jänner 2000 bis November 2002 Leiterin der Pflege und Direktorin der Gesundheits- und Krankenpflegeschule am Rudolfinerhaus in Wien. Silvia Kühne-Ponesch lehrt Pflegewissenschaft an der Universität Wien sowie an verschiedenen Akademien des Gesundheitswesens und leitet den Fachhochschullehrgang für Prozessmanagement Gesundheit in Steyr.

Bibliografische Information Der Deutschen Bibliothek

Die Deutsche Bibliothek verzeichnet diese Publikation in der Deutschen Nationalbibliografie; detaillierte bibliografische Daten sind im Internet über http://dnb.ddb.de abrufbar.

1. Auflage 2004 UTB
Copyright © 2004 Facultas Verlags- und Buchhandels AG, Wien
Facultas Universitätsverlag, Berggasse 5, A-1090 Wien

Alle Rechte, insbesondere das Recht der Vervielfältigung und der Verbreitung sowie der Übersetzung, sind vorbehalten.

Einbandgestaltung: Atelier Reichert, Stuttgart
Umschlagfoto: Contrast Photo GmbH
Lektorat: Oliver Friedrich
Satz und Druck: Facultas AG
Printed in Austria
ISBN 3-85076-632-2

UTB-Bestellnummer: ISBN 3-8252-2467-8

Danksagung

Vieles geht leichter, wenn man von kompetenten und an der Pflege interessierten Menschen umgeben ist. Wenn diese Menschen nicht nur durch ihre Qualifikationen bestechen, sondern man mit ihnen auch gemeinsam diskutieren, streiten und lachen kann, dann macht eine Zusammenarbeit doppelt Spaß. Ich bin beglückt, solche Menschen an meiner Seite zu haben. Sie sind mehr als Kolleginnen und Kollegen, sie sind MitstreiterInnen in einem Professionalisierungsprozess der Pflege, dessen Voranschreiten uns ebenso motiviert, wie er uns regelmäßig verzweifeln lässt.

Mein besonderes Dankeschön gilt:

Oliver Friedrich für seine Lektoratsarbeit, der mich immer wieder zur konsequenten Verwendung der Begriffe gezwungen hat;

Regina Hladjk, die die reflektiertesten und praxisorientiertesten Curricula entwickelt und deren Fallbeispiele „aus dem Leben gegriffen" sind;

Alfred Höller, Pflegeberater mit ständigen Fragen, die nach Antwort rufen, Freund von Erwin Böhm und Spezialist in der Geriatrie;

Veronika Kleibel, Bibliothekarin (hört dies nicht gern), die alles an Informationen findet, was man braucht (oder weiß, warum etwas nicht auffindbar ist);

Hanna Mayer, meiner wissenschaftlichen Diskutantin in inniger Freundschaft;

Sabine Schlüter vom Facultas Verlag, die mich in ihrer unendlichen Geduld und Unerschütterlichkeit mich immer wieder daran erinnerte, am Manuskript zu arbeiten;

Andrea Smoliner, Pflegeexpertin, die mir in der Praxis neue Perspektiven eröffnet hat.

Euch allen, liebe Freunde, ein warmherziges Danke.

Auch meiner Familie ein Dankeschön:

Meinem Mann Sigi, der immer dann die Nächte durcharbeitete, wenn gerade beim Internet etwas nicht stimmte und am nächsten Tage ein Abgabetermin oder Ähnliches fällig war, und

Poldi, meinem Sohn (7 Jahre), der, wenn ich erschöpft war und nicht mehr schreiben konnte, versuchte, die Texte in seinem Sinne zu vervollständigen.

Eure Silvia

Vorwort

„Theorie in der Pflege ist kein Luxus mehr" (Meleis A. 1999, S. 31).

Meine ersten Versuche, mich in die Welt der Modelle und Theorien in der Pflege einzuarbeiten, scheiterten kläglich. Für mich war klar, dass die Ursache dieses Scheiterns in meinen mangelnden kognitiven Fähigkeiten lag. Die Arbeit der Theoretikerinnen stellte ich nicht in Frage, stammten sie doch aus einem Land, in dem die Akademisierung der Pflege umgesetzt war und Professionalität gelebt wurde.

Je mehr ich mich mit der Pflege und dem Umfeld von Pflege auseinander setzte, umso klarer wurde mir, worin meine Aufgabe in diesem Berufsumfeld bestehen könnte. Dies war auch der Zeitpunkt, ab dem ich vermehrt nach Erklärungen suchte und mich nochmals, diesmal mit größerem Engagement und größerer Neugier, unseren Pionierinnen widmete. Ich lernte mein erstes Unbehagen Theorien und Modellen gegenüber zu verstehen. Ich erfasste immer mehr, dass Theorie nicht Theorie, Modell nicht Modell und Konzept manchmal nur Begriff bedeutete. Für diese Erkenntnis und viele folgende möchte ich mich bei allen Theoretikerinnen, sowohl der alten als auch der jungen Generation herzlich bedanken. Bei aller Kritik, denen ihre Arbeit immer wieder ausgesetzt ist, konnte ich durch sie eine Pflege in Theorie und Praxis erfahren, die mir sonst verwehrt geblieben wäre. Zugegeben, häufig waren es im Praxisumfeld meist kurze Momente, doch zu wissen und zu spüren wie Pflege, die auf theoretischem Wissen basiert, sein kann, führte zu erneuter Motivation mich für „diese" Pflege einzusetzen.

Mein Weg mit Theorien und Modellen war mühevoll, mit allen Höhen und Tiefen. Er ist nicht abgeschlossen und ich habe mich damit abgefunden, dass man ihn nie abschließen kann.

Täglich stellen sich mir Fragen. Ich bin immer noch ungeduldig, wenn ich (im Moment) keine Antwort finde.

Finden Sie Antworten in diesem Buch? Ich würde mich freuen, wenn es zumindestens einige Antworten für Sie liefern könnte. Und: Freuen Sie sich, wenn sich Ihnen beim Lesen neue Fragen stellen. Schreiben Sie mir diese, vielleicht kann ich sie in einem anderen Buch oder in einer nächsten Auflage aufnehmen und wieder weitergeben.

Ziel der Ausführungen ist es, einen kleinen Beitrag zum besseren Verständnis von Pflegetheorie zu liefern. Dieses Buch hat trotz aller Bemühung der Systematisierung des Themas einen sehr persönlichen Touch. So ist manches, das ich mehr in den Vordergrund rücke, Abbild meiner Erfahrungen in Lehre und Management, Ergebnis persönlicher Erlebnisse im Gesundheitswesen.

Ein Modell, eine Theorie ist nichts Einfaches! Genauso wie Pflege keine einfach strukturierte Tätigkeit ist, da die Menschen, für die wir Verantwortung übernehmen, in ihrem Menschsein hoch komplex sind. Ich wünsche mir, dass dieses Buch einen Anstoß und eine Hilfe für das Verständnis von Komplexität im Pflegealltag, in der Lehre und in der Wissenschaft sein kann.

Alle Berufe haben ein Geschlecht. Pflege und Pflegewissenschaft sind vorwiegend weiblich. Ich verwende im Text daher durchgehend die weibliche Form, auch wenn beide Geschlechter gemeint sind.

Ihre Silvia Kühne-Ponesch
skp@gmx.at

Inhaltsverzeichnis

Danksagung 5
Vorwort 7

1 **Bedeutung theoretischen Denkens für die Pflege** 11
   1.1 Einführung 11
   1.2 Pflege, was ist das? 14
   1.3 Theorieentwicklung und -anwendung, warum? ... 16
   1.4 Entwicklung von Theorien und Professionalisierung 21
   1.5 Der Prozess der Professionalisierung 27

2 **Begriffsdefinitionen** 31
   2.1 Allgemeines 31
   2.2 Der Konzeptbegriff 36
   2.3 Der Modellbegriff 38
   2.4 Der Theoriebegriff 43
   2.5 Klassifikationen von Theorien 47

3 **Pflegetheorien – ein Überblick** 64
   3.1 Entwicklung von Theorien und Modellen in der Pflege 64
   3.2 Wichtige TheoretikerInnen und ihre Theorien – eine Kurzdarstellung 69

4 **Überprüfung von Pflegemodellen und -theorien/ Kriterien zur Analyse** 86
   4.1 Analysekriterien nach Fawcett 87
   4.2 Analysekriterien nach Marriner-Tomey 91
   4.3 Bewertungskriterien nach Cormack und Reynolds 93

5 **Theoretisches Denken anhand ausgewählter Beispiele** 98
   5.1 Das Systemmodell von Betty Neuman 98
   5.2 Das Modell von Martha Rogers 115
   5.3 Die Theorie von Hildegard Peplau 125
   5.4 Psychobiographisches Pflegemodell nach Erwin Böhm 138

6 Theorie- und Wissensanwendung in der Pflegepraxis ... 160
6.1 Rahmenbedingungen für gelebte Theorie- und Wissensanwendung in der Praxis ... 163
6.2 Modelle der Wissensanwendung ... 169
6.3 Die Bedeutung von Wissensmanagement für die Implementierung theoretisch-wissenschaftlicher Erkenntnisse ... 171
6.4 Die Bedeutung von EBN (Evidence based Nursing) im Theorietransfer ... 174

7 Kritik an den Theorien ... 178
7.1 Uneinheitliche Verwendung von Begriffen ... 178
7.2 Mangelnde wissenschaftlich-empirische Fundierung ... 179
7.3 Erkenntnistheoretische Unverträglichkeiten ... 180
7.4 Mangelnde Praxistauglichkeit ... 180
7.5 Mangel an theoriegeleiteter Forschung ... 181
7.6 Was ist zu tun? ... 183

8 Perspektiven der Zukunft – Patchworktheorien ... 185

Literaturverzeichnis ... 188

Anhang 1: Erstgespräch im Rahmen der Pflegeanamnese .. 197
Anhang 2: Das Konzept der Immobilität ... 200
Anhang 3: Fallbeispiel ... 213

1 Die Bedeutung theoretischen Denkens für die Pflege

Das folgende Kapitel gibt eine Einführung in die Entwicklung und Anwendung von Modellen und Theorien in der Pflege. Aufgrund der Komplexität des Gesundheitswesen und den sich daraus ableitenden Fragen für die Berufsgruppe der Pflegenden wird eine Fokussierung auf ausgewählte Themenschwerpunkte vorgenommen. Eine klare Begriffstruktur ist die Basis für die Entwicklung von Pflegewissen und macht die Kernkompetenzen der Pflegenden sichtbar. Die Professionalisierung einer Berufsgruppe ist für ein Konzept der gelebten Theorie von außerordentlicher Bedeutung. Der Professionsstatus wird sowohl von den Pionierinnen der Pflegetheorie als auch von den „jüngeren" Theoretikerinnen für die Erfüllung der gesellschaftspolitischer Ziele der Pflege als besonders wichtig angesehen. Deshalb ist der Professionalisierung hier ein besonderer Schwerpunkt gewidmet.

1.1 Einführung

Mit der zunehmenden Professionalisierung der Pflege ist es im deutschsprachigen Raum seit dem Beginn der neunziger Jahre verstärkt zur Auseinandersetzung mit Pflegetheorien und -modellen gekommen. Innerhalb der Berufsgruppe wuchs die Einsicht, dass die Praxisdisziplin Pflege einen abstrakten wissenschaftlich orientierten Rahmen aufweisen sollte.

> Pflege ist eine Praxisdisziplin und hat die Aufgabe einzelne Menschen und Gruppen von Menschen verschiedenen Geschlechts, Alters und kultureller Prägung in ihrer Gesundheit zu fördern und zu beraten, sie während einer Krankheit im Genesungsprozess zu unterstützen oder, in chronischen nicht heilbaren Stadien, Wohlbefinden zu ermöglichen und Schmerzen zu lindern.

Pflege befasst sich sowohl mit **psychischen, sozialen und geistigen Bedürfnissen** als auch mit den **körperlichen Befindlichkeiten**. Dabei stellen sich der Pflege komplexe neue Aufgaben (vgl. Horx 2003, 2004; Hirschfeld 1998):

- neuartige (heute noch nicht bekannte) gesundheitliche Beeinträchtigungen;
- soziodemographische Veränderungen der Gesellschaft;
- zunehmende Mündigkeit der Patienten und Klienten;
- Fortschritt durch neuartige Behandlungsmethoden in Pflege, Medizin und Medizintechnik;
- Steigerung von Kosten im Gesundheitswesen;
- generelle Ressourcenknappheit in der Versorgung der Bevölkerung;
- gesellschaftlicher Wertewandel (z. B. zunehmende Individualisierung, größeres Gesundheitsbewusstsein, neue Geschlechterrollen);
- zunehmende Migration und Mobilität von Menschen verschiedener Kulturen;
- zunehmende Vergrößerung der Kluft zwischen arm und reich;
- Verschiedenartigkeit von Patientengruppen (Flüchtlinge, Opfer von Gewalttaten, Obdachlose);
- Ökonomisierung und Rationalisierung von Gesundheitsleistungen.

Diese Trends sind schon seit Jahren bekannt und haben immer wieder zu Teilreformen im Gesundheitssystem geführt. Als Beispiele zu nennen sind: die Einführung der leistungsorientierten Finanzierung, der Ausbau des Qualitätsmanagements, die beginnende Umsetzung des multidisziplinären Care- und Casemanagements, die beginnende Verlagerungen vom intra- zum extramuralen Bereich und die Entwicklung und Implementierung von Guidelines für die Gesundheitsversorgung.

In der Berufsgruppe der Pflegenden sowie in anderen Gesundheitsberufen sollten folgende Fähigkeiten optimiert und ausgebaut werden, um im Gesundheitswesen von Morgen bestehen zu können:

Wichtige Maßnahme: Kompetenz und Persönlichkeitsentwicklung durch Bildung.

- Flexibilität gegenüber den Anforderungen einer sich verändernden Gesellschaft;
- Fähigkeit zur Auseinandersetzung mit der komplexen Welt;
- Umsetzung von theoretischem Wissen in die Praxis;
- Reflexion und kritische Auseinandersetzung mit Praxis und Theorie;

- Fähigkeit zur Interdisziplinarität und Multiprofessionalität;
- Fähigkeit zur Beeinflussung der Politik;
- Fähigkeit zur Schaffung von sozialem und menschlichem Kapital.

Pflege ist aufgefordert, gemeinsam mit anderen Partnern aus dem Gesundheitswesen Erklärungen und Konzepte für die Aufgaben von heute und morgen zu gestalten. Der Einsatz von Theorien und Modellen der Pflege können die Entwicklung dabei positiv unterstützen. Sie sind förderlich, um „[...] der Bevölkerung eine qualitativ hohe, theoretisch fundierte pflegerische Versorgung bieten zu können" (Meleis 1999, S. 36). Pflege bedarf der Pflegetheorie „[...] as a tool which she can use to help her to look critically at her own practice to improve the effectiveness of the care she gives" (Clark 1982, S. 129).

> Leonardo da Vinci: Praxis ohne Theorie ist vergleichbar mit einer Seefahrt ohne Seekarte und Ruder.

Bei vielen Pflegenden besteht immer noch ein Unbehagen im Umgang mit und in der Diskussion über Theorien. Es herrscht Unklarheit darüber, welchen Beitrag Theorien in der Entwicklung von Pflegewissen und in der Entwicklung des Berufes leisten können. Dabei haben theoretische Arbeiten in den letzten Jahre nicht nur mengenmäßig zugenommen, es ist auch zu beobachten, dass sich die Qualität der wissenschaftlichen Diskurse enorm gesteigert hat. Dies ist ein Hinweis darauf, dass die Wichtigkeit von Theorie in der Pflege immer mehr anerkannt wird. Theorie ist inzwischen integrativer Bestandteil in unterschiedlichsten Bereichen: Sie beeinflusst die Rolle der Praktikerinnen, die Tätigkeit der Pflegexpertinnen und -beraterinnen, die Didaktik und den Fokus der Lehre und leitet und gestaltet die Forschung.

Theoretisches Denken hat kein Anfang und kein Ende. Es findet statt, indem
- Fragen aus der „Praxis" identifiziert werden,
- einem Diskurs zugeführt werden,
- beantwortet werden und
- die Ergebnisse des Fragendiskurses an den Entstehungsort der Fragen zurückgeführt werden.

Dieser sich schließende Prozess kann auf die praktische Arbeit einer Pflegekraft genauso umgelegt werden wie auf einen Forschungsprozess oder auf eine metatheoretische Diskussion. Sichtbare Spuren der fortschreitenden theoretischen Entwicklung in der Pflege sind die festgeschriebenen Bestimmungen und Aufgaben von (theoretischer) Pflege in Berufsgesetzen ebenso, wie das Bemühen den notwendigen Gestaltungsrahmen der Pflege in einer eigenen Fachsprache festzulegen.

==Pflegetheorie baut auf der Pflegepraxis auf. Daher muss der **Konzeption und Implementierung** von Pflegetheorien die **Reflexion über Struktur und Funktion der Pflege** vorausgehen.==

1.2 Pflege, was ist das?

Die Konzeption von Pflege geht auf Florence Nightingale zurück. Sie war die Erste, die im Krimkrieg ihre Beobachtungen als Pflegende einer Analyse unterzog, wobei sie auf ihrer guten allgemeinen Ausbildung und ihren besonderen mathematischen Fähigkeiten aufbaute. Sie setzte Variablen wie Mortalität und Hygienemaßnahmen in Beziehung und konnte anhand konkreter Daten einen Zusammenhang nachweisen. Dies war die Geburtsstunde einer „Theorie der empirischen Daten", die auf Erfahrung und Intuition beruhende Erklärungsmodelle ergänzte und zusehends Eingang in die moderne Pflegepraxis fand.

> Karl Pearson bezeichnete Florence Nightingale als „Prophetin" in der Entwicklung der angewandten Statistik.

Pflege ist eine Disziplin, bestehend aus Elementen der Forschung, der Philosophie, der Praxis und der Theorie. Diese Elemente stehen in wechselseitiger Abhängigkeit und definieren das Aufgabenfeld der Pflege. Die Komponenten der Pflege sind vielfältig. In der täglichen Arbeit spielen Fragen zur Struktur und Funktion des menschlichen Körpers, der Bedeutung von Gesundheit und Krankheit, der Beziehung zwischen den im Pflegeprozess beteiligten Personen und die Auseinandersetzung mit Wertesystemen eine Rolle (vgl. Käppeli 1988). Wie die Aufgaben der Pflege von heute und morgen genau zu strukturieren sind, wie und in welchem Ausmaß sie durchgeführt werden sollen, darüber gibt es in der Praxis nur wage Vorstellungen. Die gesetzlichen Rahmenbedingungen, die im mitteleuropäischen Raum immer wieder diskutiert und adaptiert werden, können die notwendige Diskussion um die Rolle der Pflege im Gesundheitswesen nicht ersetzen.

Meleis (1999, S. 300) schreibt: „Die von den Pflegekräften ausgefüllten Rollen sind in hohem Maß von der theoretischen Perspektive bestimmt, die ihre praktische Arbeit leitet." Schenken wir dem Glauben, müssen wir uns fragen, welche theoretischen Ausrichtungen am zweckdienlichsten für die Erfüllung des zukünftigen gesellschaftlichen Auftrags sind? Pflege muss sich daher folgenden Fragen stellen:

- Welchen gesellschaftlichen Auftrag hat das Gesundheitswesen?
- Gibt es formulierte ökonomische, qualitative und ethische Ziele der Leistungserbringung?
- Welchen gesellschaftlichen Part übernimmt dabei die Pflege?
- Welche Qualifikationen (welcher Berufsgruppen) sind zur Erfüllung des gesellschaftlichen Auftrages vonnöten?
- Welche quantitativen und qualitativen Richtlinien müssen die zu erbringenden Leistungen aufweisen?
- Welche Strukturen wirken sich günstig auf die Erreichung des Zieles aus?

Die große Komplexität der potenziellen Tätigkeitsbereiche sowie der nicht klar umrissene oder häufig fehlende Auftrag der Gesellschaft eine einheitliche, den Bedürfnissen des Einzelnen entsprechende Auffassung von Pflege zu entwickeln, erschweren die Herangehensweise. Die Angehörigen der Pflegeberufe können berufs- und gesellschaftspolitische Entscheidungen nur dann mittragen, wenn die angeführten Fragen sinnvoll in ein Konzept zusammengeführt werden und das Aufgabenfeld der Pflege für alle Berufsangehörigen im gleichem Maße verständlich und transparent wird. Die Meinungen der Pflegenden, ihr Verständnis von Pflege und ihre Interessen sind so indifferent, dass ein solches Konzept erforderlich ist, um zu klären, was unter Pflege verstanden werden kann und verstanden werden soll (vgl. Käppeli 1988).

Pflege kann sich selbst einen gesellschaftlichen Auftrag erteilen!

Die Diskussion über die Ziele und die Aufgabe der Pflege ist voll im Gange. Die ökonomische Lage und die demographische Entwicklung zwingen zur Steigerung der Effizienz. Doch viel zu selten werden „junge" Pflegeakademikerinnen in politische Entscheidungsprozesse eingebunden. Es stellt sich die Frage, wer ein Interesse an der Entwicklung der dringend notwendigen Konzepte hat und wer sie bezahlen soll?

In Anlehnung an die Arbeit der Theoretikerinnen, die sich alle die Frage nach dem Warum, dem Was und dem Wie der Pflege stellten, haben sich umfassende Diskurse entwickelt. Eine Konzeption der Pflege im mitteleuropäischen Raum kann auf dieser theoretischen Grundlage aufbauen. Das Rad muss nicht zur Gänze neu erfunden werden.

Sehr umfassend sind die Aufgaben der Pflege umrissen:

Abbildung 1:

Aufgabe von Pflege:

Beratung Evaluation Fürsorge Identifikation Motivation Prävention Therapie Begleitung Reflexion Anleitung Entwicklung Unterstützung Vorbild sein

Bezweckt wird dadurch:
Verhalten zu beeinflussen
Einstellungen zu verstehen und zu ändern
Handlungen zu schulen
Anpassung herbeizuführen
Beziehungen zu stärken
Vertrauen aufzubauen

Unter Praxis (von gr. prattein, handeln) wird das Setzen erlernter Handlungen verstanden.

Die Disziplin Pflege ist zu jedem Zeitpunkt sowohl praxis- als auch theoriegeleitet, auch wenn der theoretische Rahmen nicht sofort benannt werden kann. Theorie und Praxis bedingen sich gegenseitig! **Es gibt keine Praxis ohne Theorie.** Auch wenn die Praxis oft gedankenlos erscheint, es ist nicht möglich zu praktizieren ohne zu denken. „**Die Trennung von Theorie und Praxis ist künstlich**" (Käppeli 1988, S. 5). Es darf daher auch keine Kluft zwischen Theorie und Praxis bestehen.

1.3 Theorieentwicklung und -anwendung, warum?

„Ein Beruf ohne definierbaren, spezifischen Wissens- und Tätigkeitsbereich hat keinen Anspruch auf Autonomie" (Käppeli 1988).

„**Eine Praxis, die sich nicht entwickelt, indem sie ihre Möglichkeiten verwirklicht, [ist] tot**" (Bishop/Scuder in Kirkevold 2002, S. 18). Aus der Vielfalt der Gründe, für die Notwendigkeit der Beschäftigung mit Theorie, möchte ich einige bedeutende darstellen:

1.3.1 Entwicklung eines „Body of Knowledge"

„Das Ziel wissenschaftlicher Theoriebildung besteht darin, Ereignisse, Objekte, Personen zu beschreiben, zu erklären, vorauszusagen und abhängig von der wissenschaftstheoretischen Orientierung auch vorzuschreiben und zu kontrollieren" (Schnepp 1997a, S. 97). Erst durch Theoriebildung werden die Wissensbestände einer Disziplin gesichert und ein „Body of Knowledge" kann sich herausbilden. Indem intuitives und erfahrungsbezogenes Wissen theoretisch überdacht wird, entsteht ein eigenes wissenschaftliches Fach der Pflege. In der Pflege besteht heute eindeutig der Wunsch, Pflegewissen eigenständig zu entwickeln und die Professionalisierung des Berufes voranzutreiben. Das bedeutet aber auch, dass Theorie integraler Bestandteil in der Aus- und Weiterbildung und in der täglichen Praxis werden muss. Nicht zuletzt davon ist die Existenz und Durchsetzung einer wissenschaftlichen Disziplin der Pflege abhängig.

Theoriearbeit ist für eine Berufsgruppe erforderlich, um den vielfältigen Anforderungen analytisch-strukturiert gegenüber zu treten. Im mitteleuropäischen Raum begann die Theoriediskussion in der Pflege erst mit dem ernsthaften Bemühen um Professionalisierung in den Neunzigern des 20. Jahrhunderts anzulaufen. Es war – selbst in der Pflegegruppe – nicht mehr verpönt, laut über Theorien zu sprechen und nachzudenken. Über Pflege und deren theoretisches Gerüst zu reflektieren, bedeutet anzuerkennen, „[...] dass Pflege mehr ist als das korrekte Ausführen von Einzeltätigkeiten, mehr ist als weisungsabhängiges und reaktives Handeln im Gefolge der Medizin, mehr ist als selbstloses und gehorsames Dienen ohne eigene Identität und mehr ist als erwerbsberufliches Handeln." (Botschafter/Steppe 1994, S. 72). Hier besteht eine Chance für die Berufsgruppe der Pflegenden aus ihrer Unscheinbarkeit herauszutreten. Ein noch zu entwickelnder theoretischer Rahmen eröffnet Entscheidungs- und Handlungsspielräume für die Erbringung spezifischer Pflegeleistungen in einem Gesundheitswesen von morgen mit immensen Pflegeaufgaben. Die Pflege wird so ein bestimmender, therapeutisch bedeutsamer Faktor für die Definition, Erhaltung und Entwicklung einer qualitativ guten und gesicherten Gesundheitsversorgung. Konkret heißt dies nicht nur in einem modernen Gesundheitswesen mitentscheiden und -gestalten zu wollen und zu können, sondern auch einen strukturelle Rahmen für

Theorieentwicklung und -anwendung brauchen Struktur!

Pflegelehre und Pflegepraxis vorzugeben und immer wieder auf seine gesellschaftliche Gültigkeit zu hinterfragen.

> Aus der Pflege monoprofessionelle Theorien und Konzepte zu entwickeln, ist in Bereichen notwendig, in denen ausschließlich Pflegeparadigmen adäquate Lösungen anbieten; multiprofessionelle dort, wo Partnerschaft zu einem guten und transparenten Ergebnis für die Gesellschaft führt.

Bartholomeyczik (2003, S. 10) mahnt zur Behutsamkeit; ein zu breites Spektrum an pflegerischen Aufgaben kann allzu leicht dazu führen, dass „[...] die Breite oft auf Kosten der Tiefe geht und gehen muss".

1.3.2 Schlüsselkonzepte identifizieren und formulieren

Eng mit der Entwicklung des „Body of Knowledge" hängt das Identifizieren und Formulieren der wichtigen Schlüsselkonzepte (key ideas) zusammen. Schlüsselkonzepte versuchen „[...] das Wesen pflegerischer Praxis zu erfassen, zu identifizieren und zu formulieren" (Walker/Avant 1998, S. 3). Das Wesen der Pflege kann dabei entweder sehr spezifisch auf der Ebene der konkreten pflegerischen Praxis oder auf einer allgemeineren abstrakten Ebene beleuchtet werden. Zur spezifischen pflegerischen Praxis gehört z. B. das Verhalten gegenüber Patienten während einer Pflegevisite oder eines Aufnahmegespräches. Eine andere Praxissituation ist die Beziehung der Pflegenden zu Gepflegten und deren Angehörigen im Prozess der Bewältigung pflegerischer Aufgaben. Pflegevisite, Aufnahmegespräch und Bewältigungsprozesse sind Situationen, die durch die Pflegetheorie und durch ausverhandelte und akzeptierte Verhaltensnormen der Pflegepraxis definiert werden. Eine allgemeine abstrakte Annäherung an das Wesen der Pflege erfolgt z. B., wenn der Zusammenhang zwischen Gesundheit/Krankheit und Umweltbedingungen aufgezeigt wird.

> Theorien treffen Aussagen zu Schlüsselkonzepten wie Person, Umgebung, Gesundheit und Pflege (Krohwinkel 1998). Sie beschreiben das zugrunde liegende Menschenbild, die Bedeutung des sozialen Umfelds, die Konzepte von Gesundheit

> und Krankheit und die Aufgaben der Pflege. Wissen wird geordnet und die Alltagspraxis systematisch einer allgemeinen Orientierung unterzogen.

Für die Grundlegung professionellen Wissens bietet die Theorie einen besseren Bezugsrahmen als das Erfahrungswissen.

1.3.3 Pflegeleistung transparent darstellen

Klar fundierte Theorien mit haltbaren Definitionen über Pflege, die anhand wissenschaftlicher Kriterien erstellt und überprüft werden, machen Leistung transparent. Pflegeleistung sichtbar zu machen ist für Pflegende als Berufsinsider ebenso bedeutsam wie für Außenstehende, denen das Zustandekommen von pflegerischen Ergebnissen so bewusst gemacht werden kann. Der logische Zusammenhang der Schlüsselkonzepte wird nachvollziehbar. Steffen-Bürgi (1991) zeigt in ihrer Arbeit über „offizielle" und „inoffizielle" Inhalte der Pflege eindrucksvoll, dass „inoffizielle Inhalte", d. h. solche die Pflegepersonen selbst nicht als pflegerelevant erkennen, durch komplexe und vielschichtige Pflegesituationen provoziert werden und die Pflegenden aufgrund ihrer mangelnden theoretischen Kenntnisse nicht fähig sind diese zu thematisieren. Als Folge kann es zu einer „Sprachlosigkeit" der Pflegenden kommen, die sich immer wieder reproduziert. Denn Wahrgenommenes und Beobachtetes, das sich als Wirklichkeit für Pflegende darstellt, wird in Sprache umgesetzt. Die Verwendung dieser Sprache formt weitere Wirklichkeiten. Das Sichtbare von Pflege, in der Dokumentation sprachlich festgehalten, ist das Ergebnis des Selbstverständnisses und der kognitiven Leistungen der Berufsgruppe.

Theorien stellen geordnetes und nachprüfbares Wissen über Pflege zur Verfügung (Steppe 2000, S. 91).

"If you cannot name it, you cannot teach it, research it, practice it, finance it, or put it into public policy" (Lang 2003).

1.3.4 Vorantreiben der Professionalisierung der Pflege

Unter Professionalisierung wird der Entwicklungsprozess eines Berufes zu einer Profession verstanden (vgl.: Kellnhauser 1998; Kühne-Ponesch 1997). Nahezu alle Theoretikerinnen sahen in der Professionalisierung die Chance, als Berufsgruppe Empower-

Unter Empowerment will ich die „Macht, um zu ..." verstanden wissen.

ment zu erreichen. Sich im Sinne der Patienten einsetzen zu können und gehört zu werden, ist eine Folge dieses Empowerments. Theoretisch und wissenschaftlich fundierte Praxis ist wesentlich für den Erwerb von Wissen und den Status einer Profession (vgl. dazu die Abschnitte 1.4 und 1.5).

1.3.5 Die Erfüllung eines gesetzlichen Auftrages

Hinter einem gesetzlichen Auftrag steht ein Auftrag der Gesellschaft. Das moderne österreichische Gesundheits- und Krankenpflegegesetz von 1997 weist in §4 unter den allgemeinen Berufspflichten für Ausübung der Gesundheits- und Krankenpflege explizit auf die „[...] Einhaltung der hierfür geltenden Vorschriften nach Maßgabe der fachlichen und wissenschaftlichen Erkenntnisse und Erfahrungen" hin. Weiters haben sich die Pflegenden „[...] über die neuesten Entwicklungen und Erkenntnisse der Gesundheits- und Krankenpflege sowie der medizinischen und anderer berufsrelevanter Wissenschaften regelmäßig fortzubilden" (GuKG 1999, S. 23 f.). Die Gesetzgeber aller Länder drücken damit die Bedeutung von theoriegeleiteter Betreuung und Behandlung der Bevölkerung aus. Entwicklung unter Zuhilfenahme von Theorie innerhalb der Berufsgruppe der Pflegenden ist gesellschaftlicher Auftrag zum Wohle derjenigen, die das Gesundheitswesen in Anspruch nehmen. Es stellt sich allerdings die Frage, ob der Gesetzesentwurf die Politik dazu verpflichtet, die Verantwortung über die Bereitstellung der Rahmenbedingungen zur Einhaltung des Gesetzes zu übernehmen oder nicht.

1.3.6 Beeinflussung des Selbstverständnisses von Pflege

In engem Zusammenhang mit der Professionalisierung der Berufsgruppe der Pflegenden steht das Selbstverständnis von Pflege. Durch die Anwendung von Theorie wird Pflege von einem Beruf mit diffusen und häufig noch hausarbeitsnahen Aufgaben zu einer Tätigkeit, die durch Systematik und Konzepte geleitetet ist. Der sich formende Rahmen einer professionellen Praxis fordert das Betreuungsteam mehr denn je zu einer eigenständigen, anleitenden, beratenden, gesundheitsfördernden und rehabilitierenden „Haltung" auf. Theorie untermauert und begründet diese Erweiterung der Verantwortung.

Gelebte Eigenständigkeit führt zur eigenen Identität!

> „Die von Pflegekräften ausgefüllten Rollen sind in hohem Maß von der theoretischen Perspektive bestimmt, die ihre praktische Arbeit leitet" (Meleis 1999, S. 300).

Dabei gilt natürlich, dass Theorie nicht die einzige wichtige Quelle für Einsicht und Verstehen ist.

1.4 Entwicklung von Theorien und Professionalisierung

Viele Autoren haben sich um eine Definition von Profession und Professionalisierung bemüht. Die Auseinandersetzung mit diesen Begriffen begann im deutschsprachigen Raum erst ab den fünfziger und frühen sechziger Jahren. Als Ausgangspunkt dienten dabei oft die sogenannten alten anerkannten Professionen wie Medizin und Jurisprudenz und die Arbeiten angelsächsischer Kollegen. Seit dem sind viele Definitionen von Profession und Professionalisierung vorgeschlagen worden, sodass die Begriffe wie auch im alltäglichen Sprachgebrauch nicht einheitlich verwendet werden.

Etymologisch gesehen kommt das Wort vom lateinischen: „professio", was soviel wie „Anmeldung, öffentliche Äußerung" bedeutet. Die metonymische Bedeutung ist „angemeldetes Gewerbe" (Peschenig 1971, S. 397).

Millerson war einer der Ersten, der sich im angloamerikanischen Sprachraum mit dem Professionsbegriff beschäftigte. Nach seiner Definition entspricht die Profession einem „type of higher-grade, non-manual occupation, with both subjectively and objectively recognized occupational status, possessing a well-defined era of study or concern and providing a definite service, after advanced training and education" (Millerson 1964, S. 10).

Der Begriff der Professionalisierung erschien relativ spät im allgemeinen deutschen Sprachgebrauch. So ist etwa 1972 im Brockhaus zum ersten Mal zu lesen:

> Professionalisierung ist „der Vorgang, durch den immer weitere Berufe die Eigenschaften (u. a. Rollenerwartungen, Zugangserschwerungen), Privilegien [...] und die Ausbildungs-

> voraussetzungen (längere Vollzeitausbildungen, möglichst an Hochschulen) anstreben, die bis dahin den von Akademikern ausgeübten (meist freien) Berufen zukamen. Ursachen der Professionalisierung sind u. a. tätigkeitsbedingte Spezialisierung, damit verbunden die Notwendigkeit von Leistungs- und Ausbildungskontrolle, eine expansive Bildungspolitik sowie der Wunsch nach einem höheren Sozialprestige eines Berufes" (Brockhaus 1972, S. 879).

Professionalisierung = Ordnen und Zusammenfassen neuer Tätigkeiten zu gesellschaftlich anerkannten Berufen oder weitere Spezialisierung, Verwissenschaftlichung und ausbildungsmäßige Präzisierung von bereits bekannten Berufen (Meyers Taschenlexikon 1987)

Eine weitere Definition (Schaeffer 1994, S. 103) besagt: „Wenn heutzutage von Professionalisierung die Rede ist [...] geht es meist darum, dass eine vorhandene berufliche Dienstleistung in ihrem Status aufgewertet oder aber eine neue auf einem bestimmten Niveau etabliert werden soll."

Trotz dieser soziologisch sicherlich nicht exakten Definitionen von Professionalisierung fallen hier bereits mehrere Dinge auf. Professionalisierung wird als ein dynamischer Prozess mit dem Ziel der Institutionalisierung eines Berufes aufgefasst, wobei die Akademisierung betont wird, die Spezialisierung, Verwissenschaftlichung und einen höheren Status des Berufes bedingt. Aus der Länge der Definitionen ist bereits das breite Spektrum der verschiedenen Charakteristika von Professionalisierung zu erkennen. Profession und Professionalisierung sind nicht das gleiche. Während Professionen Berufe sind, die den vollen Status einer Profession, was immer dies zu bedeuten hat, erreicht haben, beschreibt der Begriff der Professionalisierung „den Weg" zur Profession.

Doch wie bereits Millerson (1964, S. 1) bemerkt: "Of all sociological ideas, one of the most difficult to analyse satisfactorily is the concept of a profession."

In keiner der genannten Definitionen kommt die Ursache für die Professionalisierung von Berufen zum Ausdruck. Ich möchte in weiterer Folge Professionalisierung nicht nur als Folge differenzieller Berufswahl, Mobilität, Ausbildung und Organisationsstruktur verstanden wissen, sondern auch als die Auswirkung soziokultureller Trends in der Gesellschaft.

Zur Frage wodurch sich eine Profession von anderen Berufen unterscheidet, werden in der Literatur, abhängig von der theoretischen Orientierung und der Schwerpunktsetzung der Autoren, verschiedene Kriterien angeführt (vgl.: Daheim 1970, 1992; Millerson 1964; Goode 1957; Carr-Saunders/Wilson 1933, S. 37; Parsons 1985, S. 124; Kellnhauser 1998, Weiss 1993, S. 33; Wilensky 1972):

- Zusammenschluss zu einer Berufsorganisation,
- Beachtung berufsethischer Vorschriften,
- spezialisierte Fertigkeiten auf der Basis theoretischen Wissens,
- die erforderliche Ausbildung,
- Institutionalisierung und Zuerkennung von Autonomie (Organisations- und Klientenautonomie),
- Kollektivitätsorientierung,
- Prestige und Anerkennung durch die Gesellschaft.

Zusammenschluss zu einer Berufsorganisation: Professionen zeichnen sich durch die Vereinigung der Mitglieder in einer bestimmten Berufsorganisation aus. Die Mitgliedschaft wird bewusst gewählt. Zielsetzung einer Berufsorganisation ist die Überprüfung der Kompetenz und der Einhaltung der berufsethischen Normen der Mitglieder. Professionisten kontrollieren sich immer selbst. Es wird davon ausgegangen, dass nur Berufsangehörige in der Lage sind die Tätigkeiten und den Umgang mit den Klienten zu beurteilen. Eine weitere wichtige Rolle übernimmt der Berufsverband bei der Durchsetzung gemeinsamer Interessen der Berufsangehörigen. Dies ist erforderlich, damit ein bestimmter Grad an Autonomie erreicht werden kann, um für die Professionsangehörigen die Tätigkeiten des Arbeitsgebietes alleinverantwortlich abzustecken.

Die Beachtung berufsethischer Vorschriften: Dieses Kriterium verlangt gesellschaftliche Verantwortung zu übernehmen. Die Berufsausübung orientiert sich an zentralen Werten und nicht an der Maximierung des Gewinns. Nach Carr-Saunders und Wilson (1993) kommt dieses Kriterium nur den „established professions" zu.

Spezialisierte Fertigkeiten auf der Basis theoretischen Wissens: Daheim (1992) stellt fest, dass sich ein Professionalismus entwickelt, wenn es eine „spezialisierte intellektuelle Technik" gibt, die sich einige Individuen in langer Ausbildung angeeignet haben. Von Bedeutung ist dabei, dass diese Techniken von einem „basic field of Injury" begründet sein sollten, wodurch eine klare Trennung zu den handwerklichen Berufen, umgangssprachlich oft als Professionen bezeichnet, entsteht. Profession verlangt ein Handeln, das durch systematisiertes empirisches Wissen geleitetet wird. **Überlieferte traditionelle Ansichten finden dabei keine Beachtung**: "The norms of scientific investigation, the standards by which it is judged whether work is of high scientific quality, are essentially independent of traditional judgements." Für den Pflegeberuf sind Erfahrung und Intuition als Erkenntnisquellen für Durchführung authentischer Pflege nicht wegzudenken. Auch für Carr-Saunders und Wilson (1933) ist der Grad des spezialisierten Wissens ein wichtiges Kriterium, um „professionals" von „non-professionals" zu unterscheiden.

Die erforderliche Ausbildung: Nach Parsons (1985) hat die moderne westliche Gesellschaft drei wichtige Revolutionen durchlaufen: die industrielle, die demokratische und die „Bildungsrevolution". Letztere soll für einen Wandel im Berufssystem verantwortlich sein. Ihr Fundament wurde im alten Europa „durch die kulturelle Tradition und [...] die Einrichtung eines allgemeinen staatlichen Bildungswesens" gelegt (Parsons 1985, S. 169). Die Bildungsrevolution initiierte eine allgemeine Anhebung des Bildungsstandards, wobei die „Berufsstände", von Parsons als „professions" bezeichnet, besondere Bedeutung erlangten. Die Bereiche der Rechtslehre, der Medizin sowie der Sozial- und Verhaltenswissenschaften waren als erstes von der Umwälzung betroffen. Die Befähigung in Form einer wissenschaftlichen Ausbildung wurde zum bedeutenden Abgrenzungskriterium zu anderen Berufssparten. Die Begriffe der Professionalisierung und Spezialisierung sind somit eng mit der Akademisierung eines Berufsstandes verbunden.

Die akademischen Gemeinschaft sieht Parsons als die Gruppe, die künftig die Gesellschaft steuern wird. Das Bildungssystem ist auch heute noch großteils selektiv, obwohl, so betont Parsons, noch nie so viele Personen wie heute Zugang zu Bildungsinstitutionen hatten: „Von Geburt unterschiedliche Familienorientierungen und individuelle Motivation [bringen] verschiedene Stufen des Bildungserwerbs und der Auszeichnung mit sich" (Parsons 1985, S. 121).

> Eine adäquate Ausbildung soll nicht nur Garant für erworbene Kompetenz und erworbenes Wissen sein, sie bestimmt auch das Ausmaß der Entscheidungsbefugnis eines Professionisten.

Institutionalisierung und Zuerkennung von Autonomie: Unter Autonomie wird hier die selbständige Kontrolle der eigenen Tätigkeit verstanden. Professionen unterliegen, was die Beurteilung ihrer Leistungen und die Standards der Berufsausübung anbetrifft, nicht der Fremdkontrolle: „‚Wirkliche'" Professionen sind dadurch definiert, dass ihnen als Gruppe sowohl von den Klienten wie auch von den beschäftigenden Organisationen Autonomie zuerkannt wird" (Daheim 1992, S. 26).

Es kann zwischen Klienten- und Organisationsautonomie unterschieden werden. Erstere bedeutet die Unabhängigkeit professionellen Handels von der Beurteilung der Klienten. Nach gängiger Meinung sind aufgrund des Fehlens wissenschaftlicher Kompetenz „Laien zur Beurteilung professioneller Arbeit kaum in der Lage" (Rüschemeyer 1972, S. 162). Professionen werden meist in einer Notlage in Anspruch genommen. Die Kompetenz des Laien reicht oft nicht aus, um die Situation allein zu bewältigen und zu beurteilen. Der Professional greift hier helfend ein. Dabei sind die Klienten der Gefahr der Ausnutzung durch Experten ausgesetzt. Dies macht deutlich, warum sich der professionalisierte Berufsstand streng nach ethischen Verhaltensmaximen zu richten hat.

Unter Organisationsautonomie wird hingegen die Autonomie gegenüber staatlichen Instanzen und beschäftigenden Organisationen verstanden. Problematisch wird dieser Anspruch, wenn keine Klarheit darüber herrscht, wem die Sorge des Professionals zu gelten hat: dem Klienten oder der Organisation. Im Gegensatz zu Professionals, die im Rahmen einer Organisation arbeiten, werden Freiberufler diesem Konflikt kaum ausgesetzt sein.

Für manche Autoren nimmt das Element der Autonomie eine zentrale Stellung unter den Definitionsmerkmalen ein. Merton (1960, S. 662) drückt dies folgendermaßen aus: "Autonomy is granted because expertness is a scarce value." Freidson (1970, S. 136) hält die Notwendigkeit einer Organisationsautonomie fest, denn damit würden formelle Institutionen bestehen, „that serve to protect the occupation from competition, intervention, evaluation, and direction by others".

Kollektivitätsorientierung: Der Anspruch der Kollektivitätsorientierung wird in der Literatur relativ undifferenziert dargestellt. Kollektivitätsorientierung, von Rüschemeyer und Goode auch Gemeinwohlverpflichtung oder Orientierung am Dienst für die Gemeinschaft genannt, hängt eng mit der Verantwortung gegenüber den Klienten und einer Wertorientierung in der Berufsausübung zusammen.

Prestige und Anerkennung durch die Gesellschaft: Viele Autoren (z. B. Millerson 1964) erwähnen neben den genannten Definitionselementen noch das Kriterium der Anerkennung durch die Gesellschaft. Professionals verfügen meist über ein hohes Sozialprestige, das ihnen von der Gesellschaft aufgrund ihres Wissens und der Bereitschaft zur Übernahme von Verantwortung zugestanden wird. Kairat (1969, S. 172) spricht von einem ständigen Ringen nach sozialem Prestige und Honorierung. Ziel dieser Anstrengung ist die bewusst geplante und gelenkte Institutionalisierung der Berufsgruppe.

Grundsätzlich ist denkbar, dass die Entwicklung eines Berufes zur Profession stattfindet, ohne dass die genannten Kriterien erfüllt werden. Sozialwissenschaftliche Untersuchungen zeigen aber, dass dies praktisch nicht der Fall ist (vgl.: Wilensky 1972). Daher muss die Gesundheits- und Krankenpflege diese Kriterien erfüllen, um als Profession anerkannt zu werden. Professionsstatus zu besitzen, bedeutet Empowerment leben zu können. In dem sich stark verändernden, zunehmend komplexer werdenden Berufsumfeld ist Empowerment notwendig, um bei der Entwicklung von Konzepten im Gesundheitswesen als gleichwertiger Partner mitwirken zu können.

In Ländern, in denen die Pflege bereits professionalisiert ist, wird erwartet, dass durch Theorieentwicklung und -diskussion der Status Quo gehalten werden kann. **Theorieentwicklung gibt der Berufsgruppe eine Daseinsberechtigung, indem sie deutlich macht, dass sich Pflege in dem was sie tut von anderen Gesundheitsanbietern unterscheidet.**

Theoriediskurs ist also notwendig, um die Eigenständigkeit von Pflege zu festigen. Theoriebildung wird dadurch zur bedeutenden und innerhalb der Berufsgruppe angesehenen Tätigkeit. Für die Pflege in Ländern, die eine Akademisierung und Professionalisierung noch nicht erreicht haben, ist die Anerkennung von Theorie innerhalb des Berufsstandes keine Selbstverständlichkeit. Widerstände gegenüber Theorie und das fehlende Bewusstsein, was Theorie leisten kann, erschweren die Professionalisierung. Ein unzureichender Grad an Professionalisierung geht mit mangelnder Akademisierung des Berufsstandes einher. Theorieentwicklung, die nicht durch den tertiären Bildungsbereich getragen wird, wird zum Zufallsprodukt und sichert keinen kontinuierlichen theoretischen Diskurs innerhalb einer Berufsgruppe.

1.5 Der Prozess der Professionalisierung

In der klassischen Arbeit von Carr-Saunders und Wilson (1933) wird darauf hingewiesen, dass der Prozess der Professionalisierung bei den heute als „voll professionalisiert" geltenden Berufssparten eng im Zusammenhang mit der Säkularisierung der Gesellschaft und dem zunehmenden Eindringen der Wissenschaft in die Arbeitswelt stattgefunden hat. Zwischen dem 15. und 19. Jahrhundert rückten gesellschaftliche Werte wie Gesundheit und Gerechtigkeit in den Mittelpunkt. Bestehende Positionen unterlagen einer beruflichen Höherqualifizierung. Waren ursprünglich die Kirchen mit diesen Aufgaben betraut, so kristallisierte sich mit der Zeit ein Expertentum heraus, das die anfallenden Probleme des täglichen Lebens „professionell" aufarbeitete.

Einer der bedeutendsten Schritte erscheint mir dabei die Institutionalisierung des Berufes, wie sie aufgrund bestimmter gesellschaftlicher Erfordernisse und Bedürfnisse (im Fall der Krankenpflege dem Grundbedürfnis der Gesundheit) notwendig ist. Formelle und gesetzliche Bestimmungen von Aus-, Fort- und Weiterbildung sind dabei unabdingbar, um Professionalisierung gesellschaftlich zu unterstützen. Die Existenz eines Berufsverbandes, der die Interessen der Berufsangehörigen nach außen transparent macht und diese vertritt, ist, neben der Unterstützung durch den Gesetzgeber, für die Durchsetzung der gemeinsamen Interessen von außerordentlicher Bedeutung.

Professionalisierung voranzutreiben bedeutet auch in der Gesellschaft berufs- und standespolitische Interessen vermehrt in den Vordergrund zu stellen. Der Wille zur Profession allein reicht nicht aus, es geht darum, wie Professionalisierung forciert und legitimiert wird? Tragfähige Professionalisierungsstrategien müssen entwickelt werden. Üblicherweise wird man sich, um den Status einer Professionen zu erreichen, an den klassischen Professionen orientieren. Professionalisierungsprozesse des Erziehungs- und Bildungswesen in den sechziger und siebziger Jahren machen das deutlich (vgl. Dewe et al., 1992).

Der Blick auf andere Professionalisierungsprozesse zeigt aber auch die Probleme bei der Etablierung neuer Professionen auf: So gibt es häufig Schwierigkeiten der neuen Professionals ihre Rolle angemessen auszufüllen. Es wird oft versäumt, nach den inhaltlichen Implikationen von Professionalisierung zu fragen. Was macht die spezifische Struktur der Profession aus, welche Kompetenzen und Konsequenzen sind mit ihr verbunden?

Die Entstehung einer neuen Profession geht immer mit der Erosion in „angrenzenden" Professionen einher.

Aber auch ein anderes Phänomen tritt in diesem Zusammenhang offen zu Tage. Bei dem Versuch der Bewältigung neuer gesellschaftlicher Herausforderungen werden die Grenzen der bestehenden Professionen deutlich. So klaffen heute Identifikations- und Bewältigungssysteme vor allem in der Medizin schon so weit auseinander, dass erste Erosionstendenzen in den medizinischen Berufen zu bemerken sind. Entstandene Lücken sind Gegenstand neuer Ausdifferenzierungsprozesse und neue Berufe beanspruchen Aufgabenbereiche, die ehemals Bestandteil der Handlungsfelder klassischer Professionen waren. Damit eröffnen sich neue Professionalisierungschancen. Für die Pflege kann dies bedeuten, eigene Verantwortungsbereiche, die von der Medizin aufgrund ihres expertokratischen Verständnisses nicht übernommen werden, auszubauen. Konkret möchte ich die Bereiche der Gesundheitserhaltung und -förderung oder alle Tätigkeiten, die den Bereich „Menschlichkeit" umfassen, nennen. „Auf der einen Seite geht es dabei um inhaltliche Aspekte – um die Durchsetzung neuer und oft erst in Ansätzen erkennbarer Paradigmen –, auf der anderen um die Sicherung von Status- und Machtinteressen" (Schaeffer 1994, S. 111). Denn trotz aller Erosionstendenzen sind die klassischen Professionen keineswegs bereit, sich ihre Monopole streitig machen zu lassen. Und selbst wenn neue Ausdifferenzierungen zugebilligt werden, wird die Kontrolle über diese Bereiche nur ungern aufgegeben. Wie groß die Chance neuer professionswilliger Berufsgruppen sein wird, hängt auch davon ab, wie sie sich bei den Umverteilungs- und Machtkämpfen behaupten können – womit wir wieder auf die Notwendigkeit einer „starken" Berufsorganisation zurückkommen.

Jeder Beruf hat ein bestimmtes Geschlecht (vgl. Wetterer 1995, S. 11), wobei **klassisch weibliche Berufe in patriachalen Gesellschaften größere Schwierigkeiten haben, den Status einer Profession zu erreichen.**

Pflege ist heute ein Produkt vieler Einflüsse. Durch die theoretische Auseinandersetzung mit den Komponenten der Pflege wird der Versuch unternommen, Pflege zu strukturieren, zu erklären, zu entwickeln und transparent zu machen. Das pflegerische Selbstverständnis ist für eine Theorieanwendung ebenso notwendig wie der gesellschaftliche Auftrag. Pflege wird durch Theorie in die Lage versetzt, die gesellschaftlichen Anforderungen zu definieren und kann sowohl für die Berufsangehörigen selbst als auch für die Kunden von Pflegeleistungen transparent gemacht werden. Die Professionalisierungsdiskussion zeigt die notwendigen Rahmenbedingungen für die Umsetzung und die Durchführung der theoretischen Arbeit auf, wobei Theoriearbeit und das Schaffen des Rahmens wahrscheinlich parallel stattfinden müssen. Es handelt sich hier um das klassische Henne-Ei-Problem: Bedarf es der Theorie, um sich zu professionalisieren oder bedarf es des Professionsstatus, um theoretische Arbeit leisten zu können?

Fragen zur Vertiefung

- Vielfältige neue Aufgaben und Probleme sind im Gesundheitswesen von morgen zu bewältigen. Welchen neuen (z. T. noch nicht diskutierten) Aufgaben werden sich in Zukunft stellen?
- Welche Anforderungen müssen die Pflegenden für die Bewältigung dieser Aufgaben erfüllen?
- Welche Bedeutung kommt dabei der Theorieentwicklung und -anwendung zu?
- Die Konzeption von Pflege wirft viele Fragen auf. Welche Fragen sollte sich die Berufsgruppe der Pflegenden im Vorfeld einer Neu- oder Anderskonzeption von Pflege stellen?
- Es gibt heute eine fortschreitende theoretische Entwicklung in der Pflege. In vielen Bereichen ist Theorie bereits integrativer Bestandteil. Nennen Sie Bereiche, in denen Theorie heute handlungsleitend ist?
- Beschreiben Sie den „Weg" des theoretischen Denkens!
- Nennen Sie Bereiche, in denen der theoretische Diskurs ausgeweitet werden sollte und begründen sie ihre Antworten.
- Einen Professionsstatus zu besitzen, öffnet Möglichkeiten der

Entwicklung, Mitentscheidung und Umsetzung von pflegerisch gesellschaftsrelevanten Konzepten. Nennen Sie Kriterien einer Profession!

- Versuchen Sie den Weg hin zu einer Profession zu beschreiben. Welche möglichen Hindernisse müssen überwunden werden? Welche Chancen tun sich im Professionsprozess auf?

2 Begriffsdefinitionen

In der Fachliteratur und im täglichen Sprachgebrauch werden die Begriffe Konzept, Modell und Theorie unterschiedlich verwendet. Jeder der ernsthaft bemüht ist sich mit Theorien und Modellen zu beschäftigen, stolpert früher oder später über dieses Faktum. Nicht selten sind Verwirrung und Frustration die unmittelbare Folge. Mit den Begriffsdefinitionen im folgenden Kaptitel soll hier Abhilfe geschaffen werden. Außerdem wird versucht eine Klassifizierung von Theorien und Modellen auf der Ebene von Inhalten, Paradigmen und Abstraktionsniveaus vorzunehmen. Diese Ebenen hängen zusammen und können in letzter Konsequenz nicht unabhängig voneinander betrachtet werden. Das Kapitel bedient sich der Erkenntnisse aus verschiedenen wissenschaftlichen Disziplinen wie z. B. der Pflegewissenschaft, der Wissenschaftstheorie, der Soziologie und der Philosophie.

2.1 Allgemeines

Viele der Theorien stammen aus den USA, dem Land mit der längsten akademischen Tradition in der Pflegewissenschaft. Auch dort intensivierte sich die Arbeit an der Theoriebildung erst, als sich die Pflege als eigenständige Wissenschaftsdisziplin etablierte. Bis zu diesem Zeitpunkt befassten sich fast ausschließlich andere wissenschaftliche Fachrichtungen mit Fragen der Pflege. Die zunehmende Selbstbestimmtheit der Berufsgruppe führte dann zu einer wissenschaftlichen Wende und zur Generierung von Wissensbestände aus der Pflege mit einem eigenem intensiven pflegetheoretischen Diskurs. Seit dem Beginn in den sechziger Jahre verlief die Entwicklung in mehreren Phasen: Die **Pionierinnen** strebten eine umfassende und allgemein gültige Theorie der Pflege an. Dieser so genannte **Theorienmonismus** konnte sich auf Dauer nicht durchsetzen; der Anspruch erwies sich als nicht realisierbar und hemmte die weitere Theoriediskussion (vgl. Schaeffer et al. 1997). Die **nachfolgende Generation** an Pflegetheoretikerinnen belebte den Diskurs durch **konkurrierende Positionen**. Theoretikerinnen begannen das bereits Vorhandene im Hinblick auf eine zukünftige Theorieentwicklung zu analysieren und zu klassifizieren. Es kam zum Wandel von einer **deduktiv-rationalistischen** hin zu einer **induktiv-empirischen Theoriebildung**. Der Anspruch der Forschung veränderte sich: Das Interesse galt nicht mehr so sehr

Begriffsdefinitionen

der Prüfung bestehender Theorie, sondern wandte sich der Generierung neuer Theorie zu. Um eine umfassende Darstellung und Klassifizierung der theoretischen Bemühungen haben sich viele Metatheoretikerinnen bemüht. Hallensleben (2003, S. 60) hat nachstehende Kategorisierung zusammengetragen:

(aus: Hallensleben J.: Typologien von Pflegemodellen. Diskussion ihrer Nützlichkeit unter besonderer Berücksichtigung der Pflegemodelle von Á. I. Meleis. Pflege und Gesellschaft 2, 2003, S. 60)

Tabelle 1: Eklektizismus im Gebrauch der Modelle

Theoretikerin	Kategorien	Theoretikerin	Kategorien
Barnum (1998)	1. Interventionen 2. Erhaltung 3. Substitution 4. Unterstützung 5. Beförderung	Meleis (1999)	1. Denkschule der Bedürfnisse 2. Denkschule der Interaktion 3. Denkschule der Ergebnisse
Drerup (1998)	1. Bedürfnis 2. Interaktion 3. Anpassung 4. Entwicklung	Meleis (1997)	1. Bedürfnistheoretiker 2. Interaktionstheoretiker 3. ergebnisorientierte Theoretiker 4. humanistische Theoretiker
Drerup (1998)	1. Klienten 2. Therapien 3. Ergebnisse		
Fawcett (1996)	1. Entwicklung 2. Interaktionen 3. Systeme	Meleis (1999)	1. Pflegeklient 2. Interaktion 3. Statusübergänge (Transitionen) 4. Pflegeprozess 5. Umwelt 6. Pflegetherapeutik 7. Gesundheit
Marriner-Tomey (1989)	1. Humanistische Krankenpflege als Kunst und Wissenschaft 2. Zwischenmenschliche Beziehungen 3. Systeme 4. Energiefelder	Riehl-Sisca (1989)	1. Entwicklung 2. Interaktionen 3. Systeme
Marriner-Tomey (1994)	1. Philosophien 2. Theorien großer Reichweite 3. Theorien mittler Reichweite	Rizzo-Parse (1987)	1. Simultanitätsparadigma (ganzheitlich-einheitliches Paradigma 2. Totalitätsparadigma
		Thibodeau (1983)	1. Entwicklungsmodelle 2. Interaktionsmodelle 3. Systemmodelle 4. eklektische Modelle

Die Definition von Modell und Theorie in der Pflege sollte auf einen gesellschaftlichen Auftrag ausgerichtet sein.

"Theory is a conceptual system or frame work invented to serve some purpose" (Dickoff 1968, S. 198). Ganz allgemein wird in dieser Definition festgehalten, dass Theorie nichts anderes als ein konzeptueller Rahmen für einen bestimmten Zweck ist. Worin dieser Zweck besteht muss festgeschrieben werden:

> Meleis (1999) sieht den Zweck in der Beschreibung von Phänomenen, der Erklärung von Beziehungen zwischen den Phänomenen, der Vorhersage von Konsequenzen oder der Handlungsanweisung für Pflegende.

Diese sehr weitgreifende Definition nimmt mit dem Begriff der Handlungsanweisung konkret Bezug zur unmittelbaren Praxis. Die Arbeit mit und an Theorie darf also nicht zum Selbstzweck werden. Eine stärkere Auseinandersetzung mit den Inhalten und der Brauchbarkeit von Theorien sollte forciert werden (vgl. Meleis 1999; Dickoff 1968). Meleis (1999) unterscheidet sechs Stadien der Pflege- und Theorieentwicklung. Jeder dieser Phasen führte die Pflege der Definition ihres Auftrages und der Definition der theoretischen Grundlage ein Stück näher:
1. Stadium der Praxis
2. Stadium der Ausbildung und Administration
3. Stadium der Forschung
4. Stadium der Theorie
5. Stadium der Philosophie
6. Stadium der Integration

Stadium der Praxis: Die modernen Pflege nahm ihren Ausgang in der Versorgung verwundeter Soldaten in Kriegen des vorletzten Jahrhunderts. Die ersten pflegepraktische Handlungen, die gezielt von in der Pflege tätigen Frauen an andere Pflegende weitergeben wurden, betrafen die Herstellung eines die Heilung begünstigenden Umfeldes. Die Kunst der Krankenpflege mit dem Schwerpunkt Erste Hilfe und Notfallversorgung wurde geboren. Zeugnisse dieser Phase, in der erstmals versucht wurde praktische Erkenntnisse theoretisch zu vermitteln, bilden Beschreibungen von Zielen der Pflege und erste Ansätze eines Pflegeprozesses.

Stadium der Ausbildung und Administration: Meleis beschreibt dieses Stadium als die Phase des Wandels der dreijährigen traditionellen Ausbildung zu einer universitären Ausbildung. Die notwendige curriculare Arbeit warf wichtige Fragen in Bezug auf das Pflegeverständnis, die Aufgabe und die zukünftige Verantwortung von Pflege im gesellschaftlichen Kontext auf. Was Pflege eigentlich ausmacht, musste deutlich beschrieben und in den Ausbildungszielen der Hochschulen umgesetzt werden. Dementsprechend konzentrierte sich die Theoriearbeit in erster Linie auf die Begründung von Curricula und die Festschreibung von Ausbildungszielen. Forschung begleitete diese Entwicklung. Bedeutende Persönlichkeiten in dieser Phase sind Abdellah, Henderson, King, und Rogers, die alle am Teachers College an der Columbia University lehrten.

Stadium der Forschung: Diese Phase ist durch eine verstärkte Forschungsaktivität gekennzeichnet. Ohne systematisches und zielgerichtetes wissenschaftliches Bearbeiten von Fragen der Pflege konnten keine neuen Erkenntnisse für Praxis und Ausbildung gewonnen werden. In dieser Zeit, den fünfziger und sechziger Jahren, kamen die ersten Zeitschriften der Pflegeforschung auf den Markt. Die Kriterien für Wissenschaftlichkeit in der sich formierenden scientific community wurden festgeschrieben und deren Einhaltung kontrolliert. Die Curricula der Pflegeausbildung und –weiterbildung wurden wesentlich von dieser Entwicklung geprägt.

Stadium der Theorie: Dieses Stadium widmete sich der sich wandelnden Auffassung der Pflegenden von Pflege. Systematisch wurde die Frage nach der Notwendigkeit von Theorie gestellt: Welche Philosophie sollte Pflege zugrunde liegen? Wie sollte Pflegetheorie gestaltet werden? Auf welchen Paradigmen sollte Pflege aufbauen? Ergebnis dieser Diskurse war die Einsicht, dass Pflegewissenschaft eine komplexe Wissenschaft ist, die sich nicht auf eine einzige Fachrichtung reduzieren lässt. Es wurde die Forderung ausgesprochen, in der weiteren Entwicklung auf diese Komplexität Rücksicht zu nehmen – Pflege sollte über eine inhaltliche und methodische Autonomie verfügen. Ausgehend von der Zielvorstellung, ein einziges Paradigma zu entwerfen, kam es im Verlauf des Prozesses zur Anerkennung eines Theoriepluralismus, der schlussendlich als „Reife" eines Entwicklungsstadiums betrachtet wurde.

(aus: Meleis 1999, S. 67) **Tabelle 2:** Merkmale der ersten Phase der Theorieentwicklung

Verwendung externer, theorieleitender Paradigmen
Unsicherheit über Phänomene des Fachgebiets
Trennung zwischen Forschung, Praxis und Theorie
Suche nach konzeptueller Kohärenz
Theorien werden für Curricula benutzt
Das Ziel der Entwicklung eines einzigen Paradigmas steht im Vordergrund

Stadium der Philosophie: In diesem Stadium wurde der Versuch unternommen, die philosophischen Prämissen hinter den Theorien zu verstehen. Die Wissenschaftlichkeit erreichte einen hohen Reifegrad und man beschäftigte sich mit den Grenzen der Theorien. Eine junge Generation von Metatheoretikerinnen wie Benner, Roy und Newman beschäftigte sich mit den komplexen Phänomenen der Pflege und versuchte über die Empirie hinausgehend deren Eigenheiten zu erkunden. Es wurde nach den zugrundeliegenden Werten, der Bedeutung von neuem Wissen und daraus resultierenden Folgen für Pflege gefragt.

Stadium der Integration: Die Integrationsphase ist die logische Folge der vorher genannten Phase. Pflegepraktiker, Pflegemanager und Pflegelehrer führen intensive Diskurse über die Struktur des Fachgebietes als Ganzes und seiner Spezialisierungen. Die Anwendung von Theorien ist Bestandteil der täglichen Praxis; Analyse und Kritik sind selbstverständlich. Die Weiterentwicklung von Theorien sowie Rückbesinnung auf philosophische und theoretische Elemente bilden die Schwerpunkte wissenschaftlichen Handelns.

Bezogen auf diese sechs Entwicklungsstadien der Theorie in den USA befinden wir uns in Europa, speziell in Mitteleuropa, wo die Pflegewissenschaft einige Jahrzehnte hinterherhinkt, im zweiten Stadium. Wir stehen also in der Theorie- und Modellentwicklung der Pflege noch ganz am Beginn. Doch wir müssen nicht bei Null anfangen. Wir können aus den Erfahrungen anderer lernen, bereits Konzipiertes analysieren und gegebenenfalls an die heutige Bedürfnisse unserer Gesellschaft angleichen.

Modell- und Theorieentwicklung stecken noch in den Kinderschuhen!

Es besteht seit vielen Jahren eine verwirrende Begriffsvielfalt in der theoretischen Diskussion; abhängig von der wissenschaftstheoretischen Position gibt es unterschiedliche Definitionen der zentralen Begriffe. Daraus folgt, dass verschiedene inhaltliche Schwerpunkte durch den gleichen Begriff abgebildet werden.

Vor einer Ausweitung des terminologischen Wirrwarrs muss gewarnt werden. **Der Theoriediskurs hat in Mitteleuropa erst begonnen.** Wünschenswert wäre eine metatheoretische Diskussion mit dem Ziel der Erreichung von Konsens bezüglich der Begriffe und Strategien der Theorieentwicklung und die Erarbeitung einer gemeinsamen Pflege(fach)sprache, basierend auf einem Wortschatz, der für alle Pflegenden verständlich ist.

„Wer klare Begriffe hat, kann führen" (Goethe).

Begriffsdefinitionen

Als Phänomen wird umgangssprachlich ein außergewöhnliches Ereignis oder ein Mensch mit außergewöhnlichen Eigenschaften bezeichnet. Im philosophischen Sprachgebrauch bezeichnet Phänomen (von gr. *phainomenon*, Erscheinung) zunächst die Erscheinung, die sich aus der sinnlichen Wahrnehmung ergibt; später wird der Begriff dann auf Bewusstseinsinhalte und Gegenstände aller Art, die sich der Erkenntnis darbieten, übertragen.

Annahmen sind „inhaltliche Aussagen, die einzelne Konzepte miteinander verbinden. Auch sie sind so abstrakt und allgemein, dass sie weder in der realen Welt direkt beobachtet noch auf eine bestimmte Person, Gruppe oder Situation beschränkt werden können" (Fawcett 1998, S. 12).

2.2 Der Konzeptbegriff

Im Englischen bedeutet „concept" Begriff, „Konzept" im Deutschen meint hingegen Idee und Plan.

Konzepte (vgl. Thiel 2002) können verstanden werden als:
- sprachliche Begriffe für wahrgenommene Phänomene wie Gesundheit, Angst, Hoffnungslosigkeit u. v. m.,
- Worte für die Bezeichnung einer Sache,
- Begriffe, die das Wesentliche einer Sache festhalten sollen.

„Konzepte fassen geistige Vorstellungen von Phänomenen in einem Begriff zusammen" (Fawcett 1998, S. 12). Sie sind abstrakte Verallgemeinerungen beobachtbarer Sachverhalte. Durch Konzepte erfolgt eine erste, meist nicht empirisch überprüfte Klassifizierung und Kategorisierung. „Ein Konzept liefert uns eine präzise Zusammenfassung von Gedanken, die mit einem Phänomen zu tun haben" (Meleis 1999, S. 42).

Weiters zeichnen sich Konzepte dadurch aus, dass sie bestimmte Termini zu ihrer Beschreibung und Identifikation heranziehen. Sie sind Resultat beträchtlicher Gedankenarbeit. Durch Annahmen werden Konzepte miteinander verbunden.

Konzepte sind möglichst genau zu beschreiben, sodass ihr Stellenwert in einer Theorie erkennbar wird. Im Rahmen der induktiven Theoriebildung befinden sich Konzepte auf der ersten Abstraktionsstufe. In einem Modell oder einer Theorie stehen mehrere Konzepte zueinander in Beziehung. **Konzepte sind die kleinsten Bausteine einer Theorie oder eines Modells!**

Unter Pflegekonzepten sind Verallgemeinerungen und Überbegriffe für ein oder mehrere ähnliche Phänomene, mit denen wir in unserer täglichen Praxis konfrontiert sind, zu verstehen.

Wir unterscheiden konkrete, direkt „beobachtbare" und nicht direkt beobachtbare Konzepte.

Beispiele für **konkrete** und **messbare Konzepte** sind Atmung, Muskeltonus, Inkontinenz, Schweißabsonderung oder Immobilität. Beispiele für **abstraktere, nicht** direkt **messbare Konzepte** sind Aggressivität, Unruhe, Machtlosigkeit, Hoffnungslosigkeit, Ungewissheit, Humor oder Lebensqualität.

Ob es richtig und sinnvoll ist von eigenen Pflege-Konzepten zu sprechen, sei an dieser Stelle dahingestellt. Viele Konzepte sind der Physiologie, der Psychologie, der Soziologie oder der Philosophie entliehen.

Die Arbeit mit Pflegekonzepten ist allgegenwärtig. Die Betrachtung und Analyse einer konkreten Pflegesituation in einzelnen Konzepten ist Gegenstand der Pflegediagnostik. Alle weiteren Handlungsschritte bauen darauf auf.

Das Erkennen relevanter Pflegekonzepte gelingt nur, wenn Pflegende über das vorhandene Pflegewissen, im Speziellen über Inhalte und Merkmale der Konzepte, verfügen.

Mittels eines Rasters können Pflegekonzepte auf ihren Gebrauchswert in der Praxis hin überprüft werden. Als Beispiel sei der von Frei und Niederer-Frei (in Käppeli 1999) entwickelte

Tabelle 3: Raster zur Bearbeitung von Pflegekonzepten *(aus: Käppeli 1999, S. 12)*

1. Thema/Übergriff
2. Konzeptbezeichnung inkl. Definition
3. Mögliche Ursachen
   Was kann zu diesem Zustand führen und/oder ihn begünstigen? (biologisch-physiologisch, sozio-kulturell, psychisch-geistig, ökologisch/umgebungsbedingt)
4. Erleben/Bedeutung
   Welche möglichen Gefühle kann dieser Zustand beim betroffenen Menschen auslösen?
   Was kann dieser Zustand/diese Situation für diesen Menschen bedeuten?
5. Verhalten/Erscheinungsformen
   Welche Phänomene sind beobachtbar?
   Wie reagiert, wie verhält sich möglicherweise der betroffene Mensch aufgrund des Erlebten?
6. Interventionen
   Welche möglichen pflegerischen Interventionen lassen sich von diesem Zustand ableiten?
   Welche pflegerischen Maßnahmen, welches pflegerische Verhalten ist indiziert?
7. Konsequenzen für die Pflege
   Was kann die Begegnung mit einem Betroffenen bei der Pflegeperson auslösen?
   Welche Konsequenzen hat der Umgang mit dem Betroffenen in seiner Situation für die Pflege?
8. Literaturverzeichnis

Raster zur Beurteilung von Pflegekonzepten dargestellt. Die Autoren beschreiben dieses als ein dem Pflegeprozess ähnliches Denkmuster, das zur Orientierung in der Gestaltung und Vereinheitlichung von Pflegeintervention und Pflegefachsprache dienlich sein kann.

In einer realen Pflegesituation müssen unterschiedliche Entscheidungen – möglichst in Abstimmung mit dem Patienten und/oder dessen Angehörigen oder Freunden – getroffen werden.

Übung:
Versuchen Sie aus ihrem Wissens- und Erfahrungsschatz ein Konzept der Immobilität abzuleiten. Geben Sie mögliche Definitionen, nennen sie potenzielle Ursachen sowie objektive und subjektive Merkmale. Setzen Sie Maßnahmen und definieren Sie Ergebniskriterien. In Anhang 2 ist eine mögliche Bearbeitung des Konzeptes der Immobilität umfassend angeführt.

2.3 Der Modellbegriff

Unter einem Modell verstehen wir im Allgemeinen die vereinfachende und modifizierte Darstellung eines tatsächlichen Sachverhaltes. Die Wirklichkeit wird simplifiziert. Wie bei dem Modell eines Hauses oder eines Flugzeugs können Modelle in der Pflegetheorie helfen Einblick in strukturelle Zusammenhänge zu gewinnen. Indem sie ermöglichen einen Sachverhalt in seiner Struktur zu verstehen, können sie dazu beitragen Zusammenhänge wie z. B. jenen zwischen Gesundheit und Krankheit oder den Prozess der Professionalisierung zu verstehen.

> Ein Modell ist nicht der gemeinte Sachverhalt selbst. Es entsteht durch Vereinfachung, Verkleinerung und durch Akzentuierung wichtiger Strukturmerkmale.

Phänomene und Gegenstände, die sich schwer in ihrer Totalität darstellen lassen, werden durch Modelle leichter versteh- und erfassbar. Modelle können die Form einer Miniatur, eines Schemas, eines Musters, einer mathematischen Formel oder eines Planes annehmen.

Modelle sind Mittel der Erkenntnis vergangener, gegenwärtiger und zukünftiger Tatsachen. Sie verkörpern aber keine abge-

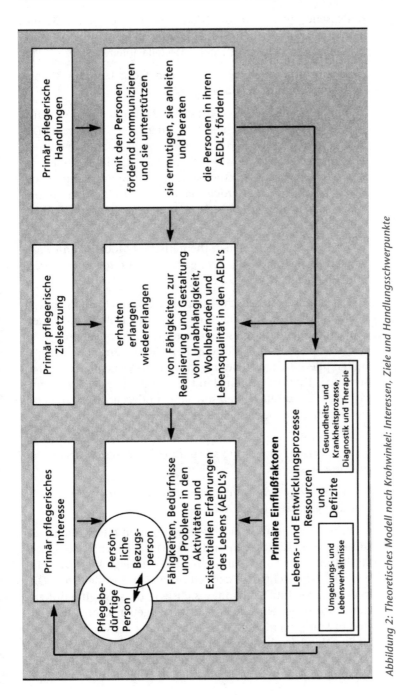

*Abbildung 2: Theoretisches Modell nach Krohwinkel: Interessen, Ziele und Handlungsschwerpunkte
(aus: Krohwinkel M.: Fördernde Prozesspflege – Konzepte, Verfahren und Erkenntnisse. In: Osterbrink J.: Erster internationaler Pflegetheorienkongress Nürnberg. Huber 1998, S. 138)*

schlossene Einsicht in die Wirklichkeit, auch wenn sie dies manchmal vortäuschen. Für den „selben" Ausschnitt der Wirklichkeit lassen sich verschiedene Modelle ableiten.

Es gibt prinzipiell zwei Arten von Modellen: eher theoretische und empirische Modelle:

Theoretische Modelle versuchen, die Wirklichkeit mit Hilfe von Konzepten darzustellen. Sie fördern die theoretische Diskussion und das Niveau des Diskurses speziell dann, wenn neue Theorien zu entwickeln sind. Nicht zuletzt sollten alle Pflegetheorien auf ihre Begrifflichkeit und Anwendbarkeit in der Praxis hin überprüft werden, da sie primär einer praktischen Wissenschaft dienen, die sich über eine gemeinsame Sprache verständlich macht.

Als Beispiel eines solchen theoretischen Modells kann Krohwinkels Rahmenmodell (1998) ganzheitlich fördernder Prozesspflege dienen (siehe Abb. 2).

Das primäre pflegerische Interesse richtet sich auf die pflegebedürftige Person und die für sie wichtigen Bezugspersonen. Der Zusammenhang zwischen dem primären pflegerischen Interesse, der primären pflegerischen Zielsetzung und den primären pflegerischen Handlungen ist im dargestellten Modell ersichtlich. Die fördernden Handlungen dienen der Erreichung von Zielen und Fähigkeiten sowohl der pflegebedürftigen Personen als auch der Bezugspersonen.

Krohwinkel legt ihrem Modell vier Schlüsselkonzepte zugrunde: Person, Umgebung, Gesundheit und Pflegerischer Handlungsprozess.

Ein Konzept aus Krohwinkels Modell ist der Pflegerische Handlungsprozess (siehe Abb. 3):

Krohwinkel unterscheidet vier Kategorien menschlicher Bedürfnisse und Fähigkeiten: willentlich rational, emotional, physisch-funktional und kulturell-sozial. Sie legt Wert auf eine ganzheitliche Sichtweise der Bedürfnisse und Fähigkeiten. Dies bedeutet, wie im Diagramm ersichtlich, dass es keine isolierte Betrachtung der einzelnen Bedürfnisse geben kann. Diese stehen in kontinuierlicher Wechselbeziehung zur Umwelt. Pflegerisches Handeln muss nach Krohwinkel in dem Maße einsetzen, in dem eine Person nicht mehr über die Fähigkeiten verfügt, Unabhängigkeit und Wohlbefinden zu erhalten oder wieder zu

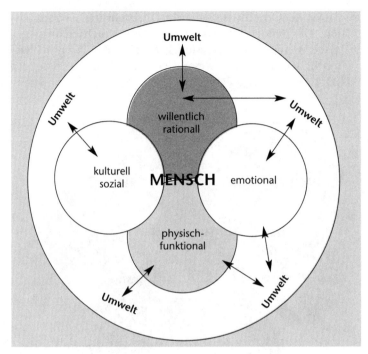

Abbildung 3: Pflegerischer Handlungsprozess nach Krohwinkel: Bedürfnisse/Probleme und Fähigkeiten des Menschen, ganzheitlich-dynamische Sichtweise

(aus: Lauber 2001, S. 143)

erreichen. Aufgabe der Pflege ist es, die Selbstaktivität eines Menschen zu unterstützen.

Empirische Modelle besitzen wie die Modelle technischer Vorrichtungen einen ausgeprägten Bezug zur Wirklichkeit. Ein empirisches Modell ist z. B. das Modell eines Organs, das in seine Einzelteile zerlegt werden kann und dadurch zum Verständnis beiträgt (siehe als Beispiel Abb. 4).

Die wichtigsten Merkmale von Modellen sind:
- der Versuch die Realität zu reduzieren. Das Gesundheitssystem sowie Subsysteme wie das Krankenhaus, der extramurale Pflegebereich und dergleichen sind so komplex, dass sie nicht ganzheitlich erfasst werden können. Ein Modell stellt immer nur einen Auszug der Wirklichkeit dar. Dies führt dazu, dass
- bestimmte Perspektiven des sozialen Umfelds hervorgehoben werden. Es erfolgt eine bewusste Akzentuierung der beleuchteten Inhalte. Eine verbesserte Handhabung der Realität wird unterstellt.

- Durch Reduktion wird versucht Übersichtlichkeit zu schaffen. Der modellierte Gegenstand soll durchschaubar gemacht werden. In einem Modell werden deshalb nur die wesentlichen (bzw. als wesentlich betrachteten) Teile der Wirklichkeit berücksichtigt.

Abbildung 4:
Das menschliche Herz

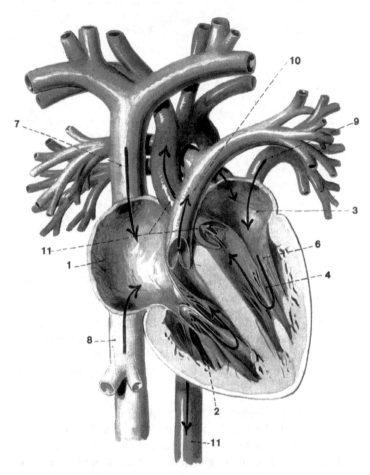

Merkmale von Modellen:
- Reduktion der Realität
- Hervorheben bestimmter Perspektiven des sozialen Umfelds
- Schaffung von Übersichtlichkeit

Sozialwissenschaftliche Modelle müssen lediglich logisch richtig, nicht jedoch empirisch gültig sein! Allerdings können sie abhängig von ihrem Abstraktionsgrad einer empirischen Überprüfung unterzogen werden. Modelle finden Verwendung zur Gewinnung von Informationen, Überprüfung von Hypothesen und zur Demonstration von Ergebnissen (vgl. Reinhold 1997).

In welchem Fall der Begriff „Modell" angebracht ist, ist nicht immer einfach zu beurteilen!

Der Ausdruck „Konzeptuelles Modell" (Fawcett 1996a) für eine sehr abstrakte Form von Modellen wird im folgenden Abschnitt näher erläutert.

2.4 Der Theoriebegriff

Das Verhältnis der meisten Menschen zu Theorie ist ambivalent. Wissenschaftliche Theorien gelten oft als langweilig, Alltagstheorien hingegen sind beliebt und zählen zum fixen Bestandteil von Caferunden. Wie immer wir dazu stehen, ohne Theorie kommen wir nicht durch den Alltag.

Theorie zu betreiben bedeutet zunächst, dass man Annahmen über die so genannte Wirklichkeit trifft und hofft, dass diese richtig sind. Eine solche Theorie bildet z. B. die Annahme, dass mir eine Fahrkarte verkauft und ausgehändigt wird, wenn ich in an einen Bahnschalter gehe und eine Fahrkarte kaufen möchte und diese bezahlen kann. Hinter diesem Verhalten steht die Theorie des Kaufens und Verkaufens. In den meisten Fällen ist uns diese Theorie nicht bewusst. Viele Wissenschaften wie die Sozialwissenschaft und die Pflegewissenschaft suchen nach Theorien, die dem Handelnden oft verborgen bleiben.

> Der Unterschied zwischen wissenschaftlichen Theorien und den Theorien des Alltag besteht darin, dass die wissenschaftlichen Theorien immer bewusst sein sollten, d. h. ich muss als Wissenschaftlerin angeben können, welcher Theorie ich folge oder welche Theorie ich gerade zu konstruieren versuche.

Theorie bezieht sich also nicht auf einfaches, konkretes Verhalten, sondern möchte möglichst viele Aspekte der Wirklichkeit miteinbeziehen. Um dies zu tun, brauchen wir spezielle Begrifflichkeiten. Wissenschaftlerinnen müssen sich somit ein Fachgebiet aneignen und lernen mit der Fachsprache umzugehen. Der Umgang mit dieser Sprache bedeutet aber nicht, dass sie zur „Geheimsprache" werden muss.

In einer Theorie werden miteinander in Beziehung stehende Feststellungen über bestimmte inhaltliche Bereiche einer Disziplin symbolisch dargestellt. Ziel ist es, eine Erklärung, Beschreibung und Vorhersage von Situationen, Handlungen und Ereignissen zu liefern. Theorien setzen sich dabei aus Konzepten zusammen, die ihrerseits Phänomene einer Disziplin miteinander in Beziehung bringen.

Theorie ist grundsätzlich ein Begriff mit **verschiedenen Bedeutungen** (vgl. Reinhold 1997, S. 677 f.):

- Erkenntnis ohne spezifischen Ziel,
- System von wissenschaftlichen Aussagen über eine hypothetische gesetzmäßige Ordnung,
- empirischer Befund in einem bestimmten Bereich,
- theoretischer Bezugsrahmen oder Klassifikation (z. B. Systemtheorie),
- „Theorie" als Synonym für den Kritischen Rationalismus,
- umgangssprachliche Bezeichnung für etwas, das empirisch nicht nachweisbar ist.
- Die Theorie „ist ein abstraktes Bild" der Wirklichkeit oder von Teilen davon. Eine Theorie beschreibt „ausgesuchte Phänomene und die Beziehungen zwischen ihnen" (Kirkevold 2002, S. 25).

Nicht jede Theorie eignet sich für jeden Praxisbereich.

Pflegetheorien versuchen die Komponenten und Aufgaben von Pflege in einen analytischen und beschreibenden Kontext zu stellen, um Fragen für alle am Pflegeprozess Beteiligten zu klären. Sie „sind Theorien, die die Pflegewirklichkeit als Ganzes oder in Teilen beschreiben, d. h., das, was den Patienten aus einer Pflegeperspektive charakterisiert, sowie die Pflegepraxis und Ziel und Kontext der Pflege, wie sie den Patienten und die Ausübung der Pflege beeinflussen" (Kirkevold 2002, S. 25).

Pflegetheorien beschreiben das Soll der Pflege! Werden Pflegetheorien dem Ist-Zustand gegenübergestellt, führt dies in der Pflege häufig zur Frustration, zeigen sie doch deutlich die Defizite des beruflichen Umfeldes auf. Als Reaktion der Pflege sind sowohl Widerstand den Theorien gegenüber als auch kreative Anstrengungen zur Verbesserung der Situation zu beobachten.

Eindrücklich beschreibt June Clark (1982) Pflegetheorie in einem formell sehr einfachen, vierstufigen Modell:

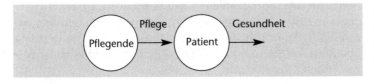

Abbildung 5a:
Ein einfaches Pflegemodell
(aus: Clark 1982, S. 130)

Abbildung 5a zeigt das „Herz" des Modells, bestehend aus den Konzepten Pflegende, Pflege, Patient und Gesundheit. Aus der Beziehung zwischen den Konzepten wird deutlich, dass die Rolle von Pflegenden immer Pflege an einem Patienten oder Klienten hervorruft. Das Produkt dieser Beziehung sollte zu einem Zustand von Gesundheit führen. Dieser Zusammenhang wird oft als gegeben angesehen. Aber bereits auf dieser ersten Stufe sind wir gezwungen uns kritisch zu fragen, produziert Pflege Gesundheit? Wenn ja, können wir weiter spezifizieren, welche Art von Pflege welche Ausformung von Gesundheit und Wohlbefinden hervorbringen kann?

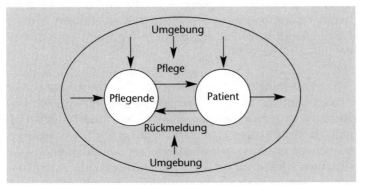

Abbildung 5b:
(aus: Clark 1982, S. 130)

Abbildung 5b zeigt wie die Beziehungselemente der Stufe 1 in eine Umwelt integriert ist, die maßgeblich Einfluss auf die Interaktion von Pflegeperson und Gepflegten nimmt. Die zunächst eindimensionale Beziehung zwischen dem Pflegenden und dem Patienten gewinnt durch einen Feedbackmechanismus größere Komplexität.

Abbildung 5c:
(aus: Clark 1982, S. 130)

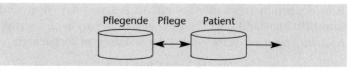

Das Diagramm ist ähnlich wie in Abbildung 5a. Es unterscheidet sich aber insofern, als dass durch eine Drehung um 90° die Konzepte von einer horizontalen in eine vertikale Lage gebracht werden. Die Stufen 1–3 stellen Pflege in einem bestimmten, eher engen Zeithorizont („at one moment in time") dar. Die Drehung überführt das Pflegemodell in eine Betrachtung über einen ausgedehnteren Zeithorizont.

Abbildung 5d:
(aus: Clark 1982, S. 130)

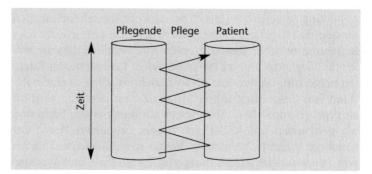

Die Bedeutung des vierten Diagramms besteht darin, dass die Verbindung zwischen Pflegeperson und Patient nicht in Form getrennter horizontaler Linien dargestellt wird, sondern in einer kontinuierlich verlaufenden Spirale, in der jede Windung zu einer höheren Ebene führt.

Die Beziehung zwischen Patient und Pflegeperson entwickelt sich spiralförmig: Mit jeder Drehung wird ein höheres Level erreicht. Ohne es anzusprechen, fordert dieses Modell eine Kontinuität der Interaktion. Es ist fraglich, ob bei häufig wechselnden Betreuungspersonen – wie im Pflegealltag durchaus üblich – die einzelnen Pflegenden auf dem jeweiligen Level fortfahren können. Ist auf der Basis einer guten Pflegedokumentation (wobei die Frage der inhaltlichen Priorität gestellt werden muss) oder durch eine Pflegevisite ein nahtloses Anknüpfen möglich?

Das Modell hebt die Gegenseitigkeit zwischen Pflege und Patient hervor. Der Patient hat für seine Gesundung und sein Wohlbefinden ebenso einen aktiven Part zu übernehmen wie die Pflege. In welchem Ausmaß und in welcher Form am Gesundungsprozess gearbeitet wird, ist durch eine Zielformulierung, die vorhandene Ressourcen auf beiden Seiten berücksichtigt, festzuschreiben. Der Output des Beziehungsprozesses wird transparent und messbar – eine Forderung der Politik, der wir uns nicht entziehen können. Transparenz gibt uns die Chance, politisch auf unsere Umwelt einzuwirken und sie im Sinne der Patienten und der Gesellschaft mitzugestalten. Denn wie im Modell zu erkennen ist, nehmen vielfältige Umweltfaktoren Einfluss auf den Pflegeprozess. Und nur die Professionisten können Auskunft darüber geben, welche Rahmenbedingungen für welche sozialen und ökonomischen Ziele der Gesellschaft vonnöten sind.

Zur Vertiefung ein **Gedankenbeispiel**: Führen Sie sich exemplarisch eine Pflegesituation vor Augen. Die Fragen, die Sie sich im Sinne des Modells stellen sollten, sind:

- Wie nehme ich den Patienten wahr? Wie interpretiere und beurteile ich seine Bedürfnisse in Anbetracht meines Konzepts von ihm?
- Welche meiner persönlichen und mein pflegerisches Können betreffende Eigenschaften fließen in den Beziehungsprozess mit dem Patienten ein?
- Welche Umweltfaktoren nehmen kontinuierlich Einfluss auf die professionelle Beziehung und auf jeden Einzelnen?
- Welche kulturellen Einflüsse liegen zugrunde?
- Welche Ziele werden zu welchem Zweck gesetzt?
- Wie sieht der gegenseitige Feedbackmechanismus in der professionellen Beziehung aus? Wie nimmt er Einfluss auf die Adaptierung von Wissen, Zielen und Handlungen?

Viele Wissenschaftstheoretikerinnen haben Klassifikationen von Theorien vorgenommen. Auf alle werde ich nicht eingehen können, deshalb seien weiterführend empfohlen: Arets et al. 1996, Bochenski 1965, Bunge 1996, Kaplan 1964, Kriz et al. 1987, Röd 1997, Seiffert 1996.

2.5 Klassifikationen von Theorien

2.5.1 Ordnung nach Abstraktionsgrad

Gebräuchlich ist die Methode der Einordnung von Theorien anhand des Abstraktionsgrads. Dies findet sich nicht nur in der

48 Begriffsdefinitionen

Pflegewissenschaft, auch andere Wissenschaften bedienen sich dieser Unterteilung.

Im Folgenden seien exemplarisch die Ebenen der Theoriebildung, wie sie sowohl in der Soziologie als auch als der Pflegewissenschaft unterschieden werden, veranschaulicht:

Abbildung 6: Darstellung der Theorien nach dem Abstraktionsniveau

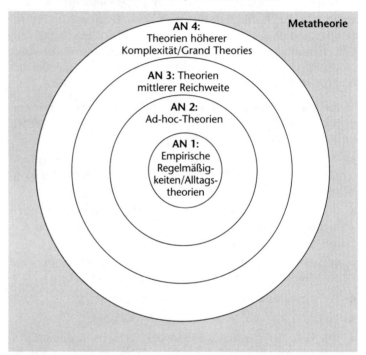

Zentrum: niedriges Abstraktionsniveau - AN 1
Peripherie: hohes Abstraktionsniveau - AN 4

Geringer Abstraktionsgrad
↘
hoher Abstraktionsgrad.

2.5.1.1 Klassifikation nach Rene König (1967)

Ausschnittweise soll hier die Unterteilung soziologischer Theorien in Anlehnung an René König (1967 in: Richter 1997) dargestellt werden. Theorien werden hier im Wesentlichen als logische Verknüpfungen von Variablen, Sätzen, Begriffen und Konzepten betrachtet. Nach dem Grad der Komplexität werden unterschieden: Empirische Regelmäßigkeiten, Ad-hoc-Theorien, Theorien mittlerer Reichweite und Theorien höherer Komplexität.

Empirische Regelmäßigkeiten sind streng genommen keine Theorien. Sie sind das Ergebnis von empirischer Forschung.

Es handelt sich meist um deskriptive Studien, die Wirklichkeit zu beschreiben versuchen: z. B. den Zusammenhang zwischen niedriger Schulbildung und der Neigung FPÖ zu wählen oder den höheren Fleischkonsum der Männer im Vergleich zu den Frauen (die Aussagen der angeführten Beispiele unterlagen keiner Prüfung!). In Meinungsumfragen erhobene Daten machen oft empirische Regelmäßigkeiten deutlich, ohne diese jedoch erklären zu können

Ad-hoc-Theorien erklären spontan und einsichtig empirische Regelmäßigkeiten und liefern unmittelbar plausible Vermutungen. Ad-hoc-Theorien sind den Alltagstheorien nahe. Wir ziehen sie als rasche Erklärung eines Phänomens oder Verhaltens heran, wobei sich die Theorie bei näherer Betrachtung oft als Vorurteil, als zu oberflächlich oder nicht vollständig erweist. Ad-hoc-Theorien sind üblicherweise sehr eng und erklären nur einen kleinen Ausschnitt der Wirklichkeit. Auf die genannten Beispiele bezogen könnten Ad-hoc-Theorien folgendermaßen lauten: Personen mit niedriger Schulbildung wählen deshalb öfter die FPÖ, weil sie sich eher mit den Werten dieser Partei identifizieren als Personen mit höherer Schulbildung; Frauen essen deswegen weniger Fleisch, weil sie über ein höheres Gesundheitsbewusstsein verfügen als Männer.

Der Begriff der **Theorien mittlerer Reichweite** (middle range theories) geht auf den amerikanischen Soziologen Robert Merton (1949) zurück. Theorien mittlerer Reichweite erheben den Anspruch umfassendere Erklärungen für soziale Wirklichkeit zu geben als Ad-hoc-Theorien. Sie fassen mehrere Ad-hoc-Theorien zu einem Themenbereich zusammen. Beispiele sind Theorien über politische Einstellungen der Bevölkerung oder Theorien über das Gesundheitsverhalten bei Männern und Frauen.

Theorien höherer Komplexität erheben den Anspruch allumfassender Erklärungen für die Entwicklung von Gesellschaften, bestimmter Berufsgruppen etc. Ihr Gültigkeitsbereich erstreckt sich vom Handeln zweier Personen über Beziehungen zwischen Organisationen, Institutionen bis hin zum Verhalten ganzer Gesellschaften. Hierher gehören Systemtheorie und Strukturfunktionalismus.

2.5.1.2 Klassifikation nach Walker/Avant (1998)

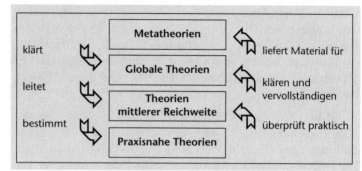

Hoher Abstraktionsgrad
↘
geringer Abstraktionsgrad.

Abbildung 7: Verknüpfung zwischen den Ebenen der Theoriebildung
(aus: Walker/Avant 1998, S. 16)

Metatheorie befasst sich mit generellen theoretischen Problemen. Sie führt nicht zu speziellen Theorien. Man könnte auch sagen, Metatheorien sind Theorien über Theorien. In der Pflegewissenschaft besteht die Frage nach der Pflege als Profession und ihrer Bedeutung als praktischer Disziplin.

Themen, die auf der Ebene von Metatheorien diskutiert werden, sind:
- Analyse von Art und Aufgabe von Theorien;
- methodische Diskussionen in der Entwicklung von Theorien;
- Darstellung und Diskussion der Kriterien von Theorien;
- Möglichkeiten der Evaluation von Theorien und Modellen;
- Diskussionen über die Wertfreiheit von Wissenschaft.

Die metatheoretische Auseinandersetzung mit Pflege fand im Frühstadium des theoretischen Diskurses statt und nahm starken Bezug zu Wissenschaftstheorie, Philosophie und Ethik. Bedeutend war die Frage nach dem Wissenschaftsbezug und nach Orientierung bietenden Paradigmen: Sollte sich Pflegetheorie auf die analytischen Richtungen des Positivismus und Kritischen Rationalismus, also auf die Naturwissenschaft, ausrichten oder sich mehr an Historizismus, Phänomenologie oder Hermeneutik anlehnen? Das sind Fragen, die wir uns heute nicht mehr in dem Ausmaß stellen.

Metatheorien können aufgrund ihres hohen Abstraktionsgrades empirisch nicht überprüft werden.

Die Definition der **Globale Theorien** (grand theories) von Walker und Avant (1998) lässt sich mit jener der Konzeptuellen Modelle von Fawcett (1998) vergleichen.

Globale Theorien sind abstrakt und wollen eine umfassende Perspektive für die Ziele und Strukturen der Pflege eröffnen. „Das Ziel dieser Theorien ist es, eine Sicht der Welt zu entwickeln, die es ermöglicht, dem Beobachtungsfeld zugehörende Begriffe und Prinzipien zu verstehen" (Walker/Avant 1998, S. 10). Sie wollen das Spezifische von Pflege möglichst breit beschreiben. Aufgrund ihrer Allgemeinheit und des hohen Abstraktionsgrades sind Globale Theorien empirisch nicht überprüfbar. Dies liegt meist daran, dass die Begriffe mehrdeutig und zu wenig präzise sind. Somit ist es auch schwierig, Beziehungen zwischen den Begriffskomponenten der Theorien herzustellen und zu prüfen.

Walker und Avant fassen fast alle in unserem Kulturkreis verbreiteten Pflegetheorien als Globale Theorien auf. Dazu zählen sie die Arbeiten von Henderson, Johnson, King, Leininger, Levine, Neuman, Newman, Orem, Orlando, Parse, Peplau, Rogers, Roy, Travelbee, Watson und Wiedenbach.

Die Tradition der Globalen Theorien in der Pflegeforschung beginnt in den sechziger Jahren und setzt sich bis heute fort. Inhaltlich beschäftigen sich Globale Theorien häufig mit Fragen wie den folgenden: Welche Bedürfnisse haben Patienten? Wie verhalten sich Patienten im Gesundheitssystem? Wie können Pflegende darauf angemessen reagieren? Sind die Globalen Theorien der älteren Theoretikerinnengeneration noch sehr behavioristisch orientiert, versucht eine jüngere Generation neue Aspekte aus Phänomenologie, Hermeneutik oder Transkulturalitätsforschung einzubringen.

Innerhalb einer bestimmten Bandbreite gibt es durchaus variierende Abstraktionsniveaus Globaler Theorien. Manche Forscherinnen haben den Versuch unternommen, einzelne Thesen bzw. Subtheorien empirisch zu überprüfen und dann wieder in die Gesamttheorie rückzuführen. Ob aber solche Forschungsergebnisse Auskunft über die Beschaffenheit und Tragfähigkeit einer Globalen Theorie geben können, bleibt wohl fraglich.

Theorien mittlerer Reichweite (middle-range theories) betreffen die gleiche Ebene wie in der Klassifizierung durch René König. Die Theorien der mittleren Reichweite sind weniger ab-

---

Der Begriff Phänomenologie kommt vom Griechischen: *phainetai* (= es zeigt sich), d. h. analysieren, was sich zeigt.

Hermeneutik ist die Kunst der Auslegung, der Interpretation, der Erklärung (benannt nach Hermes, dem Götterboten).

strakt, besitzen eine begrenzte Anzahl an Konzepten und sind somit „handhabbarer" als die Globalen Theorien. Sie weisen eine begrenzte Anzahl von Variablen auf und sind bezüglich ihres Geltungsbereiches begrenzt. Dies hat den großen Vorteil, dass sie ausreichend spezifisch sind, um einer empirischen Überprüfung zugänglich zu sein.

Problemstellungen von Theorien mittlerer Reichweite könnten sein:

- Auswirkung der Zeitorganisation auf die Pflege (vgl. Schrems 1994);
- Auswirkungen und Bedeutung der Mundpflege auf Patienten mit Krebserkrankungen (vgl. Evers et al. 2002, Gottschalck/Dassen 2003, Hehemann 1997)
- Kenntnisse, Einstellungen und Pflegebereitschaft von Angehörigen und Pflegenden bei HIV/AIDS-Erkrankungen (vgl. Bischofberger/Schaeffer 2001, Lohrmann 2002, Spirig und Bischofberger 2000, Spirig R. et al. 2002)

Bei Theorien mit niedrigerem Abstraktionsniveau kann eine Zuordnung nicht immer genau vorgenommen werden. So könnten manche middle-range theories eventuell zu den Praxisnahen Theorien gezählt werden. Die direkte praktische Umsetzbarkeit ist eines der Kriterien, die diese beiden Theorieebenen voneinander unterscheidet.

Praxisnahe Theorien (narrow-scope theories) haben zum Ziel, Handlungsanweisungen zur Erreichung konkreter Ziele zu geben. Sie stellen einen kleineren, detaillierten, dafür ausführlicher beschriebenen Abschnitt von Pflege dar und sind direkt in die Praxis umsetzbar, z. B. über Pflegedokumentation oder Pflegestandards.

Walker und Avant (1998) schlagen vier Phasen der Theoriebildung für die Entwicklung praxisnaher Theorien vor: die Isolierung der Faktoren, die Verknüpfung der Faktoren, die Strukturierung der Situation und die Reproduktion der Situation. Praxisnahe Theorien laufen Gefahr den eigentlichen Theorieaspekt zu verlieren und mit eigentlichen „Pflegepraktiken" verwechselt zu werden. Es ist von Bedeutung, die Praktiken als Spezifikation eines angestrebten Zieles und als Handlungsweise zur Erreichung dieses Zieles aufzufassen.

2.5.1.3 Klassifikation nach Jacqueline Fawcett

Das **Metaparadigma** einer Disziplin umfasst jenen Geltungsbereich in dem sich eine Disziplin von anderen Disziplinen unterscheidet. Es beschreibt die Phänomene, die für alle Konzeptuellen Modelle einer Disziplin Gültigkeit haben. Nach Fawcett (1996a) sind dies in der Pflegewissenschaft die zentralen Konzepte der Person, der Umwelt, der Gesundheit und der Pflege.

Hoher Abstraktionsgrad
↘
geringer Abstraktionsgrad.

Konzeptuelles Modell und Theorie: Fawcett unterscheidet zwischen Konzeptuellem Modell und Konkreter Theorie. Die Unterschiede sind im Folgenden tabellarisch zusammengefasst:

Tabelle 4: Unterschiede zwischen Konzeptuellen Modellen und Konkreten Theorien bei Fawcett (1998, S. 40 f.).

Konzeptuelles Modell	Konkrete Theorie
abstraktes, allgemeines Konstrukt aus Begriffen und Annahmen	spezifisches, konkretes Konstrukt aus Begriffen und Aussagen
Ziel: Entwicklung eines eigenen Wissensfundus für die gesamte Disziplin Pflegewissenschaft	Ziel: Weiterentwicklung eines Aspekts eines Konzeptuellen Modells
keine direkte empirische Überprüfung möglich	direkte empirische Überprüfung möglich
viele Phänomene	wenig Phänomene
nicht in die klinische Praxis umsetzbar	in die klinische Praxis umsetzbar

Fawcett will mit dem Begriff der Konzeptuellen Modelle theoretische Ansätze identifizieren, die nicht einzelne Phänomene, sondern den Gesamtgegenstand der Pflege beschreiben. Die Konzeptuellen Modelle versuchen das Phänomen der Pflege als Ganzheit im Sinne der Systemtheorie zu erfassen. Die Modelle von Johnson, King, Levine, Neuman, Orem, Roger und Roy (vgl. Abschnitt 2.5.2) finden sich in der Sparte „Konzeptuelle Modelle" wieder.

Die Unterscheidung zwischen Konkreten Theorien und Konzeptuellen Modellen ist kritisiert worden (vgl. Wittneben 1998), da bereits Begriffe, wie Paradigma bei Kuhn (1976) oder Metatheorie (s. Abschnitt 2.5.1.2), existieren, die den Gegenstandsbereich der Konzeptuellen Modelle abdecken.

Konzeptuelle Modelle bestehen aus Begriffen und Annahmen, die versuchen die Konzepte Person, Umwelt Gesundheit

„Die einem konzeptuellen Modell zugrunde liegenden Begriffe sind so abstrakt und allgemein, dass sie weder in der realen Welt direkt beobachtet noch auf eine bestimmte Person, Gruppe oder Situation beschränkt werden" (Fawcett 1998, S. 12).

und Pflege miteinander in Beziehung zu setzen und nach deren Zusammenspiel zu fragen. Selbst die zugrundeliegenden Konzepte sind so abstrakt und allgemein, dass sie empirisch nicht überprüft werden können. Fawcett empfiehlt, „zunächst alle Definitionen und Beschreibungen von Person, Umwelt, Gesundheit und Pflege zu sammeln. Anschließend lassen sich dann zentrale Aussagen zu den Konzepten und ihren Verbindungen untereinander extrahieren" (Fawcett 1996a, S. 61).

Das folgende Schema verdeutlicht den Zusammenhang zwischen Metaparadigma, Konzeptuellem Modell und Theorie (Arets et al. 1996, S. 119):

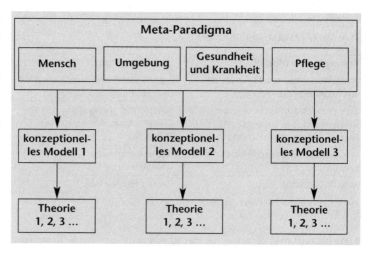

Abbildung 8:
Der Zusammenhang zwischen Meta-Paradigma, konzeptionellem Modell und Theorie
(aus: Arets et al. 1996, S. 119)

Empirische Indikationen: Empirische Indikatoren stehen für die Instrumente, experimentellen Bedingungen und Verfahren mit deren Hilfe sich die Begriffe einer Theorie beobachten und messen lassen. So kann z. B. ein Beziehungsfragebogen als empirischer Indikator für den Begriff der Beziehung zwischen Patient und Pflegendem dienen.

2.5.1.4 Vergleichende Darstellung von Klassifikationsversuchen

Tabelle 5: Vergleichende Darstellung der Klassifikationsversuche von Fawcett (1998), Walker/Avant (1998) und König (1997)

Walker und Avant (1998)	König (1967)	Fawcett (1998)
Metatheorien		Metaparadigma Philosophie
Globale Theorie (grand theories)	Theorien höherer Komplexität	Konzeptuelles Modell
Theorien mittlerer Reichweite (middle-range theories)	Theorien mittlerer Reichweite	Theorien
Praxisnahe Theorien (narrow-scope theories)	Ad-hoc-Theorien Empirische Regelmäßigkeiten	Empirische Indikationen

Weiterführende Literatur und Beispiele zu Theorien mittlerer Reichweite, den Theorien, die im praktischen Pflegealltag am häufigsten zur Anwendung kommen, finden Sie in:

Fachbereich Pflege- und Gesundheitswissenschaften der Ev. Fachhochschule Darmstadt (Hg.): Pflegewissenschaft im Alltag. Mabuse, Frankfurt a. M. 1998.

Mayer H. (Hg.): Pflegeforschung. Aus der Praxis für die Praxis. Band 1. Facultas, Wien 2000.

Kühne-Ponesch S.(Hg.): Pflegeforschung. Aus der Praxis für die Praxis. Band 2. Facultas, Wien 2000.

Kühne-Ponesch S.(Hg.): Pflegeforschung. Aus der Praxis für die Praxis. Band 3. Facultas, Wien 2002.

2.5.2 Klassifikationen nach verwendeten Denkschulen/Paradigmen

2.5.2.1 Klassifikation nach Norbert von Kampen (1998)

Kampen unterscheidet **Theorien in der Tradition des einheitlichen Paradigmas** und **Theorien in der Tradition des ganzheitlichen Paradigmas**.

- **Theorien in der Tradition des einheitlichen Paradigmas**
  Grundannahme: Die Grundannahme dieser Betrachtungsweise ist, dass der Mensch als ein offenes System beschrieben werden kann. Er befindet sich in einem rhythmischen Inter-

„Ein Paradigma ist ein Weltbild über ein Phänomen, das für eine Disziplin von Interesse ist" (Rizzo-Parse 1987).

aktionsprozess mit seiner Umwelt. In seiner Einheitlichkeit kann er nicht verstanden werden, wenn nur seine Bestandteile betrachtet werden. Umwelt und Mensch sind ineinander verwoben.

Gesundheit ist ein Prozess, in dem sich der Mensch entfaltet. Gesundheit „[...] wird vom Individuum erfahren und kann nur durch das Individuum beschrieben werden. Es gibt keine optimale Gesundheit, Gesundheit ist einfach die Art und Weise, wie jemand sein persönliches Leben erlebt" (Rizzo-Parse 1987, S. 136).

Ziel: Das einheitliche Paradigma geht davon aus, dass Gesundheit und Krankheit keine objektivierbaren Zustände sind. Der Pflegebegriff bezieht sich deshalb nicht ausschließlich auf Menschen im Zustand von Gesundheit oder Krankheit, sondern auf alle Menschen. Der Fokus richtet sich auf die wahrgenommene Pflegequalität! Pflegekräfte sind keine Experten, sie sind Begleiter, was eine große soziale und kommunikative Kompetenz der Pflegenden erfordert. Es gibt keinen standardisierten Pflegeprozess, der Prozess ist individuell – wenn überhaupt, werden lediglich Handlungsanweisungen formuliert.

„Die Autoritätsperson und der wichtigste Entscheidungsträger in Bezug auf die Pflege ist der zu Pflegende, nicht die Pflegekraft." (Rizzo-Parse 1987, S. 137)

Dieser Ansatz, dem eine systemtheoretische Ausrichtung zugrunde liegt, geht auf Autoren wie Bertalanffy (1968) zurück.

Forschungsmethode: Eher qualitativ orientiert, quantitative Ansätze werden allerdings nicht ausgeschlossen! Diese Methoden werden in erster Linie benutzt, um Theorien zu verbessern!

Prozess der Theorieentwicklung: Ausgehend von Fragestellungen aus der Pflege soll sich eine bestimmte Sichtweise der Pflege ableiten lassen. Aus dieser Sichtweise ergeben sich dann konkrete Fragestellungen für die quantitative Forschung.

Vertreter: Theorie des einheitlichen Menschen von Martha Rogers (1997), Theorie der Menschwerdung von Rizzo-Parse (1981).

- **Theorien in der Tradition des ganzheitlichen Paradigmas**
  Grundannahme: Der Mensch ist ein bio-psycho-sozio-spiritueller Organismus, der unterschiedlichen Umwelteinflüssen ausgesetzt ist und nach einem Gleichgewicht strebt. Dieses

zu erreichen, verlangt dem Menschen die Fähigkeit ab, sich optimal seiner Umwelt anzupassen. Umwelt und Mensch stehen einander gegenüber. Das Ganze (die jeweilige Untersuchungseinheit) wird als Summe der Einzelteile verstanden. **Gesundheit** ist ein Zustand optimaler Anpassung und Wohlbefindens. Krankheit und Gesundheit und werden durch die Gesellschaft bzw. durch soziale Normen definiert.
Der Ansatz geht in seinen Ursprüngen auf Selye (1946), Maslow (1970) und Descartes (1960) zurück.
Ziel ist die Versorgung bzw. Heilung kranker Menschen, Gesundheit zu erhalten bzw. Krankheit zu verhindern. Es steht die krankheitsbezogene Hilfe im Mittelpunkt. Diese wird in der Regel durch professionelle Experten erbracht. Im Pflegeprozess mit seinen Stufen Diagnose, Intervention und Evaluation wird diese Hilfe sowohl für Akut- und Chronischkranke als auch für Behinderte geleistet.

„Pflegepraxis auf der Grundlage der Theorien des ganzheitlichen Paradigmas wird durch den traditionellen Pflegeprozess mit den Komponenten Assessment, Diagnose, Planung, Implementation und Evaluation operationalisiert [...]. Es gibt systematische Pflegepläne für Menschen mit verschiedenen gesundheitlichen Problemen, die durch die medizinische Wissenschaft identifiziert wurden. Diese Pflegepläne werden den individuellen Bedürfnissen angepasst und dabei jeweils modifiziert. Das Ergebnis der Pflege kann anhand des Adaptionsniveaus, der Selbstpflegefähigkeit (self-care agency) und der Ziele gemessen werden, die die gepflegten Personen erreicht haben" *(aus: Rizzo-Parse 1987, S. 33).*

Forschungsmethode: Quantitativ ausgerichtet, es werden kausale und assoziative Methoden verwendet. Es handelt sich um die klassische Methoden der Natur- und Sozialwissenschaften. Verschiedene Variablen werden mittels Statistik miteinander in Beziehung gesetzt.
Prozess der Theorieentwicklung: Pflegerelevantes Wissen wird unter pflegewissenschaftlichen Gesichtspunkten systematisch analysiert. Es geht weniger darum neue Fragen zu stellen, sondern um den effektiveren Einsatz des bisherigen Wissens in Wissenschaft und Praxis.
Das einheitliche Paradigma setzt das ganzheitliche voraus!
Vertreter: Interaktionistische Pflegemodelle wie z. B. von Peplau (1997) und Wiedenbach (1964). Systemische Modelle

wie z. B. von Johnson (1980), Neuman (1998), Roy (1999) u. a. Bedürfnismodelle wie z. B. nach Henderson (1966) u. a.

In der folgenden Tabelle werden die wichtigsten Unterscheidungsmerkmale zwischen dem einheitlichen und ganzheitlichem Paradigma nochmals dargestellt:

Tabelle 6: Unterscheidungsmerkmale zwischen einheitlichem und ganzheitlichem Paradigma

	Einheitliches Paradigma	Ganzheitliches Paradigma
Grundannahme:	Der Mensch befindet sich in einem rhythmischen Interaktionsprozess mit seiner Umwelt. Er kann in seiner Einheitlichkeit durch die Betrachtung seiner Einzelteile nicht verstanden werden.	Der Mensch ist ein bio-psycho-sozio-spiritueller Organismus, der unterschiedlichen Umwelteinflüssen ausgesetzt ist und nach einem Gleichgewicht strebt. Das Ganze (die jeweilige Untersuchungseinheit) wird als Summe seiner Einzelteile verstanden.
Definition der Gesundheit:	Gesundheit ist ein Prozess, in dem sich der Mensch entfaltet.	Gesundheit ist ein Zustand optimaler Anpassung und Wohlbefindens.
Ziel der Pflege:	Der Fokus richtet sich auf die wahrgenommene Pflegequalität! Pflegekräfte sind keine Experten, sondern Begleiter!	Ziel der Pflege die Versorgung bzw. Heilung kranker Menschen, Gesundheit zu erhalten bzw. Krankheit zu verhindern
Forschungsmethode:	Eher qualitativ	Quantitativ
Prozess der Theorieentwicklung:	Eigene Fragestellungen aus der Pflege aus einer bestimmten Sichtweise werden abgeleitet.	Pflegerelevantes Wissen wird unter pflegewissenschaftlichen Gesichtspunkten systematisch analysiert
Vertreterinnen:	Martha Rogers Rosemarie Rizzo-Parse	Dorothy Johnson Betty Neuman Hildegard Peplau Callista Roy ...

2.5.2.2 Klassifikation nach Marriner-Tomey und Alligood

Marriner-Tomey (1992) klassifiziert die Theorien anhand des Abstraktionsgrades (vgl. Abschnitt 2.5.1):
- Philosophien: Modell von Nightingale, Wiedenbach, Henderson, Abdellah, Hall, Waton und Benner;

- Konzeptuelle Modelle und große Theorien: Modell von Orem, Levine, Ogers, Johnson, Roy, Neumann und King und Roper;
- Theorien mittlerer Reichweite: Modell von Peplau, Orlando, Travelbee, Leininger, Rizzo-Parse und Newman.

Neuerdings unterscheiden Marriner-Tomey und Alligood (2002) nach inhaltlichen Kriterien vier Kategorien von Theorien:
- Theorien, die sich auf verschiedene allgemeine philosophische Aspekte beziehen;
- Theorien, die sich mit zwischenmenschlichen Beziehungen befassen;
- Theorien, deren Ansätze systemtheoretischer Natur sind;
- Theorien, deren Schwerpunkt „Energiearbeit" ist.

2.5.2.3 Klassifikation nach Afaf Meleis

Meleis (1985) fasst die Theorien in drei Denkschulen (schools of thougts) zusammen:
- Denkschule der Bedürfnisse (needs),
- Denkschule der Interaktion (interaction),
- Denkschule der Ergebnisse (outcomes).

Denkschule der Bedürfnisse: Unter die Bedürfnistheoretikerinnen zählt sie Abdellah, Henderson und Orem. Deren Betrachtungen konzentrieren sich auf die Patientenbedürfnisse; die Beantwortung der Frage: „**Was ist Pflege?**" ist das Ziel. Eine Zergliederung der Bedürfnisse in die Aktivitäten des täglichen Lebens mit anschließender Systematisierung soll das „Kernstück" der Pflege sichtbar machen. Die Gesetzmäßigkeiten der Lebensprozesse und die Entfaltung menschlicher Fähigkeiten in Bezug auf Gesundheit, Wohlbefinden und Krankheit werden abgeleitet. Abdellah beschäftigt sich mit den Kriterien der Pflegeprobleme, Henderson mit den Grundbedürfnisse und Orem mit den Selbstpflegemöglichkeiten und -defiziten.

Denkschule der Interaktion: Dieser Denkschule werden die Theoretikerinnen King, Orlando, Peplau und Wiedenbach zugeordnet. „**Wie wird Pflege gelebt?**" ist leitende Frage dieser Denkschule. Der Prozess pflegerischen Handels steht im Mittelpunkt. Die Beziehung zwischen dem Patienten und seinen Betreuenden ist ein wichtiger, wenn nicht der entscheidender Faktor (Peplau 1997), für die Qualität und den Erfolg die Behandlung.

Denkschule der Ergebnisse: Ergebnismodelle orientieren sich an den zu erreichenden Zielen: **„Zu welchem Zweck soll gepflegt werden?"**. Die von Meleis hier genannten Theorien erzwingen von ihrer Struktur her nicht unbedingt die Zuordnung in eine Kategorie. Gemeinsam ist den Theorien von Johnson, Levine, Rogers und Roy eine große Abstraktheit, die Beschäftigung mit den Zielen der Pflege und die Diskussion über Interventionen.

Neuerdings (Meleis 1999) nimmt Meleis eine leicht veränderte Unterteilung der Theorien der Pionierinnen der Pflegewissenschaft vor:

- Theorien über die Klienten von Pflege. Vertreter sind: Johnson, Neuman und Roy.
- Theorien über Mensch-Umwelt-Beziehungen. Vertreterin ist Rogers.
- Theorien über Interaktionen: Vertreterinnen sind King, Orlando, Paterson und Zderad, Travelbee und Wiedenbach.
- Theorien über pflegetherapeutisches Handeln. Vertreterinnen sind Levine und Orem

2.5.2.4 Klassifikation nach Jacqueline Fawcett (1998)

Neben der Unterteilung der theoretischen Ansätze nach ihrem Abstraktionsgrad (vgl. Abschnitt 2.5.1.3) nimmt Fawcett (1998) eine Klassifizierung anhand von sieben Konzeptuellen Modellen vor, die sie verschiedene Vertreterinnen zuordnet:

Tabelle 7: Klassifizierung Konzeptueller Modelle

Verhalten als System	Dorothy Johnson
Interaktion als System	Imogene King
Erhaltungsprinzipien als System	Myra Levine
Mensch als System	Betty Neuman
Selbstfürsorgefähigkeit und System	Dorothea Orem
Der unitäre Mensch als Energiefeld	Martha Rogers
Adaption als Interaktion und System	Callista Roy

Die verschiedenen Ansätze bereichern die theoretische Diskussion. Hat man sich erst durch den Dschungel der Theorien und Modelle durchgearbeitet, breitet sich ein Feld kreativer Ideen aus. Theorien ergänzen sich und wie Giddens (1995, S. 773) für die Soziologie bemerkte: „Der Wettstreit zwischen den verschiedenen theoretischen Ansätzen und Theorien ist [...] ein Ausdruck der Vitalität des soziologischen Unterfangens. Beim Studium der Menschen, beim Studium unserer selbst, rettet uns die Vielfalt der Theorien vor dem Dogma." Trifft dieser Ausspruch auch auf die Modelle und Theorien der Pflege zu? In den Naturwissenschaften wird er weniger Relevanz haben als in Bereichen, in denen menschliches Verhalten als geistiges Phänomen betrachtet werden kann.

> Von Theorien und Modellen kann behauptet werden:
> - Sie sind nicht wahr oder falsch, sondern je nach Einsatzbereich mehr oder weniger erklärend.
> - Sie sind nie wertfrei.
> - Sie sind nie allumfassend und alles erklärend.
> - Je abstrakter/breiter Theorien oder Modelle sind, desto mehr versuchen sie in ihre Erklärungsmöglichkeiten mit einzubeziehen. Je konkreter/enger Theorien oder Modelle sind, desto beschränkter ist ihr Erklärungspotenzial.
> - Je abstrakter/breiter Theorien und Modelle sind, desto schwieriger ist ihre empirische Überprüfbarkeit, je konkreter/enger desto leichter.
> - Theorien und Modelle sind sowohl für die Praxis als auch für die Wissenschaft/Theorie von Nutzen.
> - Bei der Diskussion von Theorien und Modellen oder deren Entwicklung und Bearbeitung ist es von Bedeutung, sich über die verwendeten Begrifflichkeiten ein genaues Bild zu machen. Auf welchem Abstraktionsniveau ist eine Theorie, ein Modell angesiedelt? Auf welchem philosophischen, soziologischen, psychologischen Hintergrund basiert sie? Nur so können verschiedene Theorien und Modelle miteinander verglichen und zueinander in Beziehung gesetzt werden. So können beispielsweise Konzeptuelle Modelle bei Fawcett mit Theorien höherer Komplexität bei Richter oder mit Globalen Theorien bei Walker und Avant verglichen werden.

Bei aller Kritik und Kontroverse ist die Entwicklung der Pflegewissenschaft und mit ihr die Theorie- und Modellentwicklung stetig vorangeschritten. Der seit den neunziger Jahren bevorzugte Theorienpluralismus führte zu einer zunehmenden Systematisierung und Wissensentwicklung in der Pflege. Die Metatheoretikerinnen haben daran großen Anteil.

Jede Pflegeperson richtet ihr Tun nach den eigenen Vorstellungen von Pflege aus. In der Praxis finden wir jene Werthaltungen wieder, die sowohl durch Berufsidentifikation als auch durch die Persönlichkeit der Pflegenden geformt wurden. Wir können bei näherer Betrachtung den theoretischen Hintergrund identifizieren und analysieren. Richtig ist, dass Pflege und das Agieren von Pflegenden auf Theorie aufgebaut ist. Schwierig und schwer verständlich scheint es uns aber, den eigenen theoretischen Hintergrund zu beschreiben.

Bevor Sie zu den nächsten Kapiteln übergehen, überlegen Sie sich anhand folgender Fragen Ihren eigenen, persönlichen Zugang zur Pflege:

- Definieren/beschreiben Sie Ihr/e Paradigma/Sichtweise von Pflege.
- Definieren Sie aus der von Ihnen festgelegten Perspektive Gesundheit und Krankheit.
- Definieren Sie aus der von Ihnen festgelegten Perspektive das Ziel der Pflege.
- Nehmen Sie das Beispiel eines Erstgespräches in Anhang 1 (oder ein Erstgespräch ihrer eigenen Praxis) und arbeiten Sie (anhand ihrer eigenen Definitionen der ersten drei Punkte) eine Pflegeplanung aus.
- Überprüfen Sie anhand der erstellten Pflegeplanung, ob Sie alle Komponenten des von Ihnen festgeschriebenen Paradigmas berücksichtigt haben.

In weiterer Folge lassen sich folgende Fragen ableiten:

- Gibt es spezielle Pflegetheorien, die Sie in Ihrem Denken beeinflussen?
- Wenn ja, welche sind es und warum gerade diese?
- Greifen Sie in Ihrem Alltag bewusst auf Pflegetheorien zurück? Wenn ja, warum. Wenn nein, warum nicht?

Im Kapitel Begriffdefinitionen wurde der Versuch unternommen, Begriffe in ihrer Struktur voneinander zu unterscheiden. Konzept, Modell und Theorie sind wichtige ineinandergreifende und sich ergänzende begriffliche Werkzeuge. Sie werden sowohl im beruflichen Umfeld der Pflege als auch im täglichen Gebrauch häufig synonym verwendet, was eine genaue Abgrenzung schwierig macht. Für einen professionellen Umgang ist aber eine genaue, auf Definitionen beruhende Abgrenzung notwendig.

Fragen zur Vertiefung

- Die Entwicklung von Theorien unterliegt einer langen Tradition. Welche Stadien der Pflege- und Theorieentwicklung kennen Sie? Beschreiben Sie diese!
- Konzepte sind die kleinsten Bausteine für die Modell- und Theorieentwicklung. Welche Arten von Konzepten kennen Sie?
- Wozu dienen Konzepte?
- Wie lassen sich Konzepte in der Praxis analysieren?
- Modelle sind Miniaturdarstellungen möglicher Wirklichkeiten. Welche Arten von Modellen kennen Sie?
- Welche Struktur liegt den Modellen zugrunde?
- Nennen Sie wichtige Merkmale von Modellen?
- Theorien leiten die tägliche Pflegepraxis. Es gibt keine Praxis ohne Theorie und umgekehrt. Welche Klassifikationsmerkmale von Theorien kennen Sie?
- Wie unterscheiden sich Theorien geringen Abstraktionsniveaus von Theorien mit hohem Abstraktionsniveau?
- Welche Schwerpunkte setzten Theoretikerinnen in ihren Denkschulen?

3 Pflegetheorien – ein Überblick

Es erfolgt eine kurze Darstellung der Entwicklung der Theorien und Modelle in der Pflege. Die bekanntesten TheoretikerInnen werden kurz vorgestellt und die wichtigsten Aussagen der Theorien herausgearbeitet. Am Ende des Kapitels finden Sie Angaben zur weiterführenden Literatur, die Ihnen als Anleitung zum Eigenstudium den vertiefenden Zugang erleichtern soll.

3.1 Entwicklung von Theorien und Modellen in der Pflege

Durch die jahrzehntelange Tradition der Pflege als zuarbeitender und weisungsabhängiger Hilfsberuf war die theoretische Orientierung eng an das medizinische naturwissenschaftliche Paradigma gekoppelt. Eine Konzentration auf krankheits- und tätigkeitsorientierte Pflege war die Folge. Die sprachliche Ausdrucksweise der Pflegenden in Form von „Pflege bei ..." (Herzinfarkt, Bandscheibenprolaps etc.) konditionierte die Pflegenden in der Schwerpunktsetzung ihrer Betreuungskonzepte und beeinflusste ihre Denkmuster.

> Sprache als wichtiges, sich immer wieder reproduzierendes kognitives Element im analytischen Denken bildet wahrgenommene Wirklichkeiten des Praxisumfeldes ab.

Diese wahrgenommenen Wirklichkeiten werden in Sprache – in Pflegesprache – umgesetzt. Die Verwendung von Sprache formt weitere Wirklichkeiten. (vgl. Kühne-Ponesch et al. 2002). Wenn mit Sprache in der Pflege „[...] ein Ereignis, ein körperlicher, seelisch-geistiger Zustand eines von uns zu betreuenden Klienten festgehalten und beschrieben wird, um in weiterer Folge Interventionen abzuleiten, durchzuführen und zu evaluieren" (Kühne-Ponesch/Smoliner 2001, S. 39), dann könnte provokant bemerkt werden, dass sich über lange Zeit die Hilfstätigkeit für die Medizin und **das Denken in Krankheiten immer wieder reproduziert haben.** Erst als sich die Sozialwissenschaft vermehrt mit dem Gesundheitswesen befasste, zeigte sich, dass das naturwissenschaftlich-medizinisch ausgerichtete Modell die Vielfältigkeit der Fragen nicht zu beantworten vermag. Um Missverständnisse zu vermeiden: Natürlich ist medizinisches Wissen für die pflegerische Betreuung unbedingt notwendig – besonders im mitverantwortlichen Bereich (siehe die Definition im österreichischen Gesundheits- und Krankenpflegegesetz von 1997) und speziell in Tätigkeitsfeldern wie Intensivpflege, Pflege im Operationsbereich oder im Anästhesiebereich, die notwendigerweise von der Medizin dominiert werden. Doch können wir der schwierigen Aufgabe der Pflege mit ihren vielfältigen und komplexen Phänomenen gerecht werden? Können Pflegende heute Phänomenen wie unsicherem Gang, Hoffnungslosigkeit oder Verzweiflung kompetent begegnen und evidenzbasierte Pflegehandlungen aus ihrem Wissensschatz ableiten? Forschung und die sich daraus entwickelnden Modelle, Theorien und Konzepte könnten Antworten bringen und den Pflegenden die Augen für nicht sofort ersichtliche Zusammenhänge öffnen. Speziell im eigenverantwortlichen Tätigkeitsbereich gibt es mehr Fragen als Antworten und mehr unreflektiertes, rituelles Handeln als ein Agieren, das auf theoretischen Erkenntnissen beruht.

Als erster Versuch eine Theorie der Pflege zu entwickeln kann das 1859 erstmals erschienene Werk „Notes on Nursing: What it is, and what it is not" von Florence Nightingale (1969) genannt werden. Ihre Vorstellung von Pflege prägte über ein Jahrhundert die Pflegelandschaft. Der Fokus richtete sich dabei mehr auf Gesundheit und Umwelt, größtenteils auf physikalische und einstellungsbezogene Komponenten, als auf die Pflegepraxis. Sie beschreibt eindrücklich die Rahmenbedingungen für erfolgreiche Pflege: die Beschaffenheit der Krankenbetten, die erforderlichen hygienischen Bedingungen, die Belüftung der Krankenzimmer, die Ernährung oder die Kontrolle des Geräuschpegels. Die Berücksichtigung gesundheitsfördernder Umweltbedingungen durch das Setzen konkreter pflegerischer Ziele lässt Pflege zum ersten Mal als reflektierten Akt „anders als das ungezielte und diffuse Bewahren und Vorbild-Sein im Dienst an Gott [...]" (Mühlum et al. 1997, S. 67) erscheinen. Der Grundstein für die Entwicklung eines eigenständigen Paradigmas war gelegt. Nightingale, sie war eine der ersten Statistikerinnen, stützte ihre Aussagen auf systematisch erhobenes Informationsmaterial. Die Nutzung statistischer Daten von pflegerischen und medizinischen Merkmalen brachte eine neue Argumentationsqualität hervor. Als besonders wichtig erachtete sie, pflegerische Maßnahmen aus erhobenem Datenmaterial abzuleiten:

„Für sie waren glaubhafte und genaue Zahlen Munition, um auf die lahmen Ärsche derer zu schießen, die ein Krankenhaussystem betrieben, das für die Patienten tödlicher war als die schlimmsten Anstrengungen eines entschlossenen Feindes, sie zu töten oder zu verstümmeln" (Kennedy 1993, S. 60). So erstaunt nicht, dass sie z. B. in der Lage war, die Zusammenhänge zwischen Liegedauer und Dekubitus herzustellen. Das Entstehen eines Dekubitus sah sie bereits als Pflegefehler an! Die auf Theorie gegründete Pflege „war geboren" – ein Meilenstein im Gesundheitswesen.

Weitere Emanzipationsbewegungen zeichneten sich dann ab Mitte der fünfziger Jahre in den USA ab. Hier sind zunächst die Pionierinnen aus dem Bereich der Psychiatrie und der Lehre zu nennen, die Pflege als gleichwertige Profession im Gesundheitsbereich zu „platzieren" versuchten. Selbstverständlich blieben Diskussionen und Konflikte nicht aus, doch der Fortschritt ließ sich nicht mehr aufhalten. Die ersten Theoretikerinnen befassten sich mit den verschiedenen Berufsrollen und der Entwicklung der Curricula, die zur Ausübung der festgeschriebenen Berufsrollen befähigen sollten. Zentrale Fragen wie „Was ist Pflege?" und „Welche Inhalte bildet Pflege ab?" standen im Mittelpunkt der ersten Theorien. Die Auseinandersetzung mit Pflegetheorien brachte im Laufe der Zeit unterschiedlichste Definitionen hervor. In der Anfangsphase war der Wissenschaftsbegriff wenig ausformuliert; trotz großer Autonomiebestrebungen war eine Anlehnung an die Leitbilder der etablierten Natur- und Sozialwissenschaften, im Speziellen der Medizin, zu erkennen.

> Die große Vormachtstellung der Medizin und das Verständnis von Pflege als Praxisdisziplin zementierten über lange Zeit die Vorstellung, Pflege sei lediglich in der Praxis (mit beiden Händen) zu erlernen.

Die Medizin lieferte zur Ausübung pflegerischer Tätigkeiten den theoretischen Hintergrund. Eine gesellschaftliche Betrachtung der Pflege als Assistenzberuf der Medizin war die logische Folge. Das eingefahrene Denken konnte nur schwer durchbrochen werden. Die Berufsgruppe der Pflegenden selbst identifizierte sich über Jahre und Jahrzehnte mit den ihnen zugestandenen Tätigkeiten; dadurch war das Eigentümliche von Pflege kaum sichtbar, was den Entwicklungsprozess nur langsam voranschreiten ließ. Bis in die siebziger Jahren war dann der Gegenstand der Pflegewissenschaft soweit ausformuliert, dass von Eigenständigkeit der Pflege gesprochen werden konnte. Donaldson und Crowly fassen die Inhalte und Themenbereiche, die das Wesen der Pflege in dieser Zeit erklären, folgendermaßen zusammen (Botschafter/Steppe 1994):

1. Die Gesetzmäßigkeiten, die die Lebensprozesse, das Wohlbefinden und die optimale Anwendung der Fähigkeiten sowohl von kranken als von gesunden Menschen bestimmen.
2. Die Muster des menschlichen Verhaltens und der Lebensweisen in Interaktion mit ihrer Umwelt in kritischen Lebenssituationen.
3. Prozesse und Interventionen, die den Gesundheitszustand von Menschen positiv beeinflussen.

(Botschafter, Steppe in: Schaeffer, Moers, Rosenbrock, S. 77)

Die folgenden Jahre der Theorieentwicklung sind bis heute gekennzeichnet durch einen zusehends deutlicher werdenden **Paradigmenwechsel von der Krankheits- zur Gesundheitsorientierung**. Gesetze und Curricula wurden und werden dahingehend abgeändert. Es gilt verstärkt, Menschen in ihrem Gesundsein und Wohlbefinden zu unterstützen Die Aufforderung (Pflege-)Diagnosen zu erstellen, ist Ausdruck des beruflichen Selbstverständnisses.

Sowohl in den USA, wo die Theoriediskussion ihren Ausgang nahm, als auch in anderen Ländern wurden über mehrere Jahrzehnte unterschiedliche Theorien und Modelle entwickelt. Wissenschaftliche und technische Errungenschaften, gesellschaftliche Werthaltung, Professionalisierungstand der Berufsgruppe und eigene Erfahrungen der Wissenschaftlerinnen nahmen Einfluss in die Theorieformulierung. Dadurch konnte sich die Pflege emanzipieren.

Am Beginn der Pflegetheorie stand eine Frage, die bis zum heutigen Tag nicht zufriedenstellend geklärt werden konnte: **Was ist Pflege?** Es gab mannigfaltige Bemühungen klare Definitionen zu formulieren. Aus den Abgrenzungen, die sich aus der Frage nach dem Wesen der Pflege ergaben, leiteten sich verschiedene Studiengänge ab, die ein Abbild des jeweiligen Pflegeverständnisses darstellen. Einen weiterer Anstoß zur Theorieentwicklung fand mit der Etablierung von Pflegewissenschaft und -forschung an den Universitäten statt. Die ANA (American Nurses Association) empfahl 1965 als Reaktion auf die Verlagerung

Erste Frage in der Theorieentwicklung

der Grundausbildung an die Hochschulen, die Entwicklung pflegespezifischer theoretischer Rahmenbedingungen für den universitären Lehrplan (vgl. Meleis 1999). Dieser Aufruf blieb nicht ungehört. Eine kleine Gruppe von Pflegewissenschaftlerinnen, die an Universitäten lehrten, initiierte den nächsten Theorieanstoß. Die Pionierarbeit dieser „Pflegetheoretikerinnen" ging in den Sprachgebrauch über. So sprach man z. B. von der „Theorie nach Roy", der „Theorie nach Orem" und man pflegte nach Roy, nach Orem etc.

Die folgende Tabelle gibt einen chronologischen Überblick über die wichtigen Stufen der Theorieentwicklung:

Tabelle 8: Die Stufen der Theorieentwicklung

Zeitpunkt	VertreterIn	Zuordnung der Modelle in der Literatur
1952	Hildegard Peplau	Interaktionsmodell, Stressmodell, Entwicklungsmodell
1955	Virginia Henderson	Bedürfnismodell, Bedingungsmodell
1958	Dorothy Johnson	Pflegeergebnismodell, (Verhaltens-)Systemmodell
1959	Dorothea Orem	Bedürfnismodell, Entwicklungsmodell, Systemmodell, Substitutionsmodell, humanistisches Modell
1960	Faye Abdellah	Bedürfnismodell
1962	Ida Jean Orlando	Interaktionsmodell
1964	Joyce Travelbee	Interaktionsmodell
1964	Lydia Hall	Die drei Kreise der Pflege
1964	Ernestine Wiedenbach	Interaktionsmodell
1966	Myra Levine	Pflegeergebnismodell, Konservationsmodell, Entwicklungsmodell, Systemmodell
1968	Imogene. King	Interaktionsmodell, allgemeines Systemmodell
1970	Callista Roy	Pflegeergebnismodell, Adaptationsmodell
1970	Martha Rogers	Pflegeergebnismodell
1972	Betty Neuman	Systemmodell, Stressmodell
1974	Alfred Kuhn	Intersystemisches Pflegefürsorgemodell
1976	Josephine Paterson, Loretta Zderad	Interaktionsmodell, Humanistische Pflege
1978	Madleine Leininger	Transkulturelles Pflegemodell
1979	Jean Watson	Humanwissenschaftliches Modell, Theorie der menschlicher Zuwendung
1979	Margarete Newman	Gesundheitsmodell
1980	Joan Riehl	Symbolischer Interaktionismus
1980	Nancy Roper, Winifred Logan, Alison Tierney	Das Modell der Lebensaktivitäten

1981	Rosemarie Rizzo Parse	Gesundheit als Lebensprozess, Theorie des menschlichen Werdens
1984	Monika Krohwinkel	Modell der fördernden Prozesspflege
1986	Patricia Benner, Judith Wrubel	Pflegekompetenzmodell
1987	J. Akinsanya	Modell „Bionursing"
1991	Karin Wittneben	Modell der multidimensionalen Patientenorientierung
1996	Joyce Dungan	Modell der dynamischen Integration
1996	Marie-Luise Friedemann	Familien- und umweltbezogene Pflege
1999	Erwin Böhm	Psychobiographisches Pflegemodell

Die große Bandbreite an unterschiedlichen Ansätzen belebte die internationale Theoriediskussion. Viele Theoretikerinnen brauchten Jahre und Jahrzehnte, um ihre Modelle und Theorien zu entwickeln. Manches ist gewachsen und gereift und vieles wurde unternommen, um die Aussagen in der Praxis auf Tauglichkeit zu überprüfen.

Es folgt nun ein Überblick über die bedeutenden Theoretikerinnen und ihre Modelle und Theorien. Ich erhebe nicht den Anspruch, die Theorien erschöpfend zu behandeln – das wäre in diesem Rahmen auch nicht zu leisten. Es handelt sich vielmehr um eine Auswahl einiger Punkte, die mein Denken maßgeblich beeinflusst haben und die ich dem Leser empfehle näher zu erforschen.

3.2 Wichtige TheoretikerInnen und ihre Theorien – eine Kurzdarstellung

3.2.1 Faye Glenn Abdellah

Kurzbiografie
Geboren 1919 in New York City
1942 Abschluss Pflegeausbildung am Fiktin Memorial Hospital
1945 Bachelor of Science
1947 Magister of Arts am Teacher´s College der Columbia-Universität in New York
1955 Doktortitel in Erziehungswissenschaften
       Dozentin an der Yale- und Columbia-Universität,
1970 Chief Nurse Officer des öffentlichen Gesundheitswesens
1982 Als erste Frau: Surgeon General
Publikation über 150 Artikel und Bücher; mehr als 40 Auszeichnungen.

Elemente der Theorie

Abdellah hat im Rahmen mehrerer Forschungsprojekte eine direkt aus der Pflegepraxis entwickelte Typologie von 21 Pflegeproblemen entworfen. Hauptelemente der Theorie sind die Definition der Pflegeprobleme, die daraus abgeleiteten notwendigen Fähigkeiten des Pflegepersonals und der Problemlösungsprozess. Die Arbeiten Virginia Henderson haben großen Einfluss auf Abdellah genommen; sie selbst bezeichnete Henderson als ihre Mentorin.

Pflege war für Abdellah Wissenschaft und Kunst mit dem Fokus der Identifizierung von Pflegeproblemen und der Wiederherstellung der Gesundheit durch einen Problemlösungsprozess. Prävention, Rehabilitation und die Bedeutung der Beziehung zum Patienten waren zum damaligen Zeitpunkt nicht Gegenstand ihrer Arbeit.

3.2.2 Patricia Benner

Kurzbiografie
Geboren in Hampton, Virginia
1964 Bachelor of Arts am Pasadena College
1979 Master of Arts an der Universität von Kalifornien
      Forschungsassistentin an der Universität von Kalifornien
1989 Professur an der Universität von Kalifornien

Elemente der Theorie

Patricia Benners Denken wurden maßgeblich von Virginia Henderson, Martin Heidegger und Dreyfus und Dreyfus beeinflusst. Ihr Verdienst in der jüngeren Pflegegeschichte ist das Hervorheben der Bedeutung von Praxisfeldern als Lernwelten der Pflegenden. Die Praxis mit all ihren Facetten sei so komplex und vielfältig wie Theorie nie sein könnte. Sie unterstreicht neben dem „Wissen, dass" das „Wissen, wie". „Knowing that" wird überwiegend durch Aus- und Weiterbildung erworben, „knowing how" durch Erfahrungen in der Praxis mit und durch den Patienten in verschiedenen Pflegesituationen. In ihrer Arbeit zu den Stufen der Pflegekompetenz betont sie eindrücklich die unterschiedlichen Lösungskompetenzen von „jungen", erst kurz in der Pflege verweilenden Personen, und jenen Pflegenden, die bereits länger im Beruf stehen. Vollendende Kunst der Pflege kann erlangt werden, indem die vielfältigen Möglichkeiten des „knowing how" vervollkommnet und mit den „knowing that" in Einklang gebracht werden. Die Konzentration der Pflegenden im Pflegeprozess auf das Erleben von Wohlbefinden und Krankheit der uns Anvertrauten spielt dabei eine außerordentliche Rolle, denn „passt die Behandlung nicht zum Verständnis der Person von ihrem Kranksein, wird der Heilungsprozess behindert und das Leid verstärkt" (Benner/Wrubel 1997, S. 30).

3.2.3 Virginia Henderson

Kurzbiografie
Geboren 1897 in Kansas City
1921	Heeresschule für Krankenpflege in Washington D.C. Tätigkeit in Psychiatrischen Krankenpflege, in der Kinderkrankenpflege und in der ambulanten Pflege
1922	Lehrerin am Norfolk Protestant Hospital in Virginia
1929	Magister als Lehrerin der Pflege an der Columbia Universität
bis 1948	Lehrerin am Teacher's College an der Columbia Universität
ab den 50er J.	Lehre an der Yale Universität
1960	Veröffentlichung der „Grundprinzipien der Krankenpflege" durch den International Council of Nurses (ICN), Übersetzung des Werkes in über 20 Sprachen
1996	verstorben

7 Ehrendoktorate, 1. Christiane Reimann-Preis

Elemente der Theorie

Henderson, eine der ersten Pionierinnen moderner Krankenpflege, beschäftigte sich mit der Definition von Pflege. Als einflussreiche Personen für ihre Arbeit bezeichnet sie u. a. Goodrich, Thorndike, Harmer und Maslow. Ihrem Modell liegen 14 Grundbedürfnisse zugrunde. Aufgabe der Pflegenden ist die Unterstützung und Wiederherstellung der Unabhängigkeit einer erkrankten Person. Gesundheit wird von ihr nicht eigens definiert. Die Pflegenden sollen das Sprachrohr der Kranken sein. Die Pflege hat sowohl eine unterstützende Funktion in der Ausführung des medizinischen Betreuungskonzeptes – speziell darauf ausgerichtete Pflegepläne zeugen davon – als auch einen wichtigen eigenständigen Part. Die Rolle der Patienten im Beziehungsprozess wird durch die Forderung nach einer konsequenten Beteiligung beschrieben.

3.2.4 Dorothy Johnson

Kurzbiografie
Geboren: 1919 in Savannah, Georgia
1942   Pflegeausbildung an der Vanderbilt University in Nashville als Kinderkrankenschwester
1948   Abschluss als Master of Public Health an der Harvard Universität in Boston
1965–1967   Vorsitzende der „California Nurses Association"
1980   Stellt ihre Theorie zum ersten Mal im Detail vor
1999   verstorben

Elemente der Theorie

In der Entwicklung ihres Modell wurde sie von Arbeiten der Verhaltens- und Systemtheorie, von Autoren wie Rapoport und Parsons beeinflusst. Sie konzipierte ein Verhaltenssystemmodell bestehend aus sieben Subsystemen: Zugehörigkeit, Abhängigkeit, Nahrungsaufnahme, Ausscheidung, Sexualität, Aggression und Leistungsverhalten. Pflege betrachtet als eine andere Gesundheitsberufe ergänzende eigenständige Disziplin, deren Aufgabe es ist, Verhaltensweisen einer Person zu fördern, um Krankheit zu verhindern oder Gesundheit wieder herzustellen. Ziel ist das Erreichen und Erhalten eines Gleichgewichtes, die Herstellung von Harmonie und Stabilität im Verhaltenssystem. Gleichgewicht ist nicht mit vollständiger Gesundheit gleichzusetzen, sondern Gleichgewicht zu erreichen heißt, wirksame Verhaltensweisen zur Bewältigung des Alltags zur Verfügung zu haben.

3.2.5 Imogene King

Kurzbiografie
1945   Pflegeausbildung am John's Hospital of Nursing in St. Louis, Missouri
1948   Bachelor of Science in Nursing Education der Universität St. Louis
bis 1958   Lehrerin und stellvertretende Direktorin an der Schule von St. John's Hospital
1957   Master in Nursing Science
1961   Doktorat der Erziehungswissenschaften am Teachers College der Columbia Universität, New York
1961–1966   Außerordentliche Professur an der Loyola Universität in Chicago

1964	Erste Publikation der Theorie in Nursing Science, herausgegeben von Martha Rogers
1968–1972	Direktorin der Pflegeschule an der Ohio State Universität
1979	Professur an der Universität South Florida, College of Nursing in Tampa; emeritierte 1990

Imogene King war ein aktives Mitglied der American Nurses Association (ANA) und erhielt für ihr Schaffen mehrere Auszeichnungen.

Elemente der Theorie

King bedient sich bei der Entwicklung ihres Modells Ideen aus der Systemtheorie, des Interaktionismus, des entwicklungsbezogenen und des psychoanalytischen Paradigmas, um nur einiges beispielhaft anzuführen. Sie geht von der Annahme aus, Menschen seien kommunikative, vernunftbegabte, zielgerichtete und offene Wesen (offene Systeme), wobei die Erhaltung der Gesundheit und die Erfüllung von Bedürfnissen durch die Interaktion mit der Umwelt erreicht wird. Der Pflegeprozess, das zentrale Konzept ihrer Theorie, ist ein Interaktionsprozess zwischen dem Pflegenden und dem Patienten, der dazu dient gemeinsam Ziele zu definieren und zu erarbeiten. Patienten haben den Status aktiv Beteiligter. Die Wahrnehmung der Perspektive des Patienten in der Ausübung der Pflege ist leitendes (reziprok-interaktives) Paradigma. Kings universelle Ideen sind: Soziales System, Gesundheit, Wahrnehmung und zwischenmenschliche Beziehung.

3.2.6 Monika Krohwinkel

Kurzbiografie
Geboren 1941 in Hamburg
Krankenpflege- und Hebammendiplom, Ausbildung als Lehrpflegende und als Managerin

1979–1993	Repräsentantin der Workgroup of European Nurse Researchers (WENR)
1982	Abschluss des Studiums der Pflege- und Erziehungswissenschaft an der Victoria Universität in Manchester
ab 1988	Aufbau des Agnes-Karll-Instituts für Pflegeforschung Mitbegründerin der zentralen Arbeitsgruppe für Pflegeforschung im Deutschen Berufsverband
1993	Gründungsprofessorin für Pflegewissenschaft in einem Diplomstudiengang zur wissenschaftlichen Bearbeitung von Pflegepraxis in Deutschland Mitglied der interdisziplinären Ethikkommission im Deutschen Berufsverband

Zur Zeit   Professorin für Pflegewissenschaft an der Evangelischen Fachhochschule Darmstadt

Elemente der Theorie

Krohwinkel wurde maßgeblich beeinflusst von Orem, Rogers und Roper. Sie erweitert und modifiziert das Modell der Aktivitäten des täglichen Lebens von Roper und spricht in diesem Zusammenhang von Aktivitäten und existentielle Erfahrungen des Lebens (AEDL). Die AEDL schließen die Themen „soziale Bereiche des Lebens sichern" und „mit existentiellen Erfahrungen des Lebens umgehen" ein (Krohwinkel 1998). Damit wird man der Tatsache gerecht, dass nicht nur die Lebensaktivitäten, sondern auch die Auseinandersetzung mit existentiellen Erfahrungen Einfluss auf das Leben und die Gesundheit eines Menschen haben. Als Ergebnis einer Untersuchung, in der die Auswirkungen auf „existentielle Situationen" von Patienten analysiert wurden, kristallisierten sich als Fazit vier Kategorien defizitärer Pflegepraxis heraus: Die Pflegebedürfnisse der Patienten werden nur oberflächlich erkannt (Unsichtbarkeit), Bedürfnisse werden in Einzelteile zerlegt (Fragmentierung), die Pflegeabläufe werden ständig unterbrochen (Diskontinuität) und die Pflege ist an Defiziten orientiert; alles zusammen forciert eine abhängigkeitsfördernde Pflege (Abhängigkeit).

3.2.7 Madeleine Leininger

Kurzbiografie
Geboren in Sutton, Nebraska

Ende der 40er J.	Abschluss St. Anthony's School of Nursing in Denver
1950:	Bachelor of Science in Biologie am Benedictine College in Atchison, Kansas
1954	Master of Science in Psychiatrischer Pflege an der Catholic University of America in Washington Begegnung mit Margaret Mead und der Anthropologie
1966	Professur an der Universität Colorado für Pflege und Anthropologie
1969	Vorstand und Professur an der Universität von Washington, Seattle
1974	Vorstand und Professur an der Universität Utah in Salt Lake City Sie etabliert die „National Transcultural Nursing Society"

1981	Professur in Detroit
1978	Publikation ihres Hauptwerks „Transcultural Nursing: Concepts, Theories, and Practice"

Herausgeberin des „Journal of Transcultural Nursing"
Leininger hat insgesamt 14 Kulturen studiert, weltweit Institutionen in transkulturellen Fragen beraten und wurde von 85 Universitäten als Gastvortragende eingeladen. Sie hat an die 30 Bücher herausgegeben und mehr als 200 Artikeln veröffentlicht

Elemente der Theorie

Kulturelle Überzeugungen und Werte beeinflussen das Wohlbefinden und das Erlebnis von Krankheit maßgeblich. Leininger behauptet, dass ihre Theorie die einzige Pflegetheorie ist, die über eine Pflegeforschungsmethode zur Erklärung der Phänomene in verschiedenen Kulturen verfügt. Ziel ihrer Theorie ist es, mittels forschungsgestütztem Wissen sinnvoll, verantwortlich und kreativ gemeinsam mit dem Patienten und Klienten eine kulturkongruente professionelle Pflege zu gewährleisten, d. h. zur Gesundheit und zum Wohlbefinden beizutragen bzw. im Umgang mit Behinderungen oder dem Tod zu helfen. Leininger war eine der ersten, die den Begriff der Fürsorge (care) in die Pflege einbrachte und zum zentralen Element ihrer Theorie machte. Sie betont die Existenz verschiedenen Fürsorgewissens und unterscheidet das generische oder heimische Fürsorgewissen, das emische Fürsorgewissen verschiedener Kulturen und das professionelle, ethische Fürsorgewissen. Diese drei Formen des Fürsorgewissens müssen zum Wohle des Klienten kreativ miteinander verknüpft werden. „Die Disziplin der professionellen Pflege kann nur so stark, legitim und lebensfähig sein wie ihre Mitglieder, die aktiv die Entwicklung, Anwendung und Kritik der Theorie vorantreiben müssen, um die Wissensgrundlage für die professionell Pflege weiterzuentwickeln, sie zu untermauern und die professionellen Pflegepraktiken entsprechend zu lenken" (Leininger 1998, S. 74).

3.2.8 Myra Estrin Levine

Kurzbiografie
Geboren 1921
1944 Diplom der Krankenpflege an der Cook Country School of Nursing
1984 Bachelor

1951	Direktorin der Pflege am Drexel-Home in Chicago
1962	Master an der Wayne State Universität
1969	erste Ausgabe ihres Buches „Indroduction to Clinical Nursing" erscheint
1973	Mitglied der American Academy of Nursing
1977	Professur an der Universität von Illinois am College of Nursing Mehrfach Gastprofessuren in Israel; zahlreiche Auszeichnungen, aktive Funktionärin in der American Nurses' Association und Illinois Nurses' Association
1992	Ehrendoktorat der Loyola Universität in Chicago
1996	verstorben

Elemente der Theorie

Myra Levine sieht den Menschen als ein ganzheitliches, offenes Erhaltungssystem, das mit seiner Umwelt interagiert und sich dieser anpasst. Der Mensch hat viele Möglichkeiten der Anpassung; Ziel ist, die Erhaltung des Lebens mit möglichst geringem Energieaufwand, um den vielfältigen Anforderungen gewachsen zu sein. Gesundheit und Krankheit sind Fähigkeiten, sich Veränderungen anzupassen. Pflege hat unterstützende und therapeutische Funktion im Sinne der Erhaltung (Anpassung) der menschlichen Energie, der strukturalen Integrität (zur Bewahrung der Funktionsfähigkeit des Körpers), der personalen Integrität (zur Bewahrung eines „Selbst") und der sozialen Integrität (zur Bewahrung der Beziehungsfähigkeit zu den Gesellschaftsmitgliedern).

Pflegende haben eine moralische Verpflichtung gegenüber dem nach Selbstverwirklichung strebenden Patienten. Levine legt Wert auf die professionell kontrollierte soziale Beziehung zwischen Gepflegtem und Pflegeperson!

3.2.9 Dorothea Orem

Kurzbiografie:
Geboren in Baltimore
Krankenpflegeschule am Providence Hospital in Washington

1939	Bachelor of Science an der katholischen Universität von Amerika
1945	Master of Science in Pädagogik der Krankenpflege Direktorin der Krankenpflegeschule am Providence Hospital
1945–1948	Direktorin des Pflegedienstes des Krankenhauses in Detroit
1949–1957	Beraterin für Gesundheit der Gesundheitsbehörde in Indiana

1959	Assistenzprofessur für Pädagogik der Krankenpflege an der katholischen Universität von Amerika
1968	Gründung der Arbeitsgruppe zur Entwicklung der Pflege
1970	Gründung der Beratungsfirma „Orem & Shields Inc."
1971	Buchpublikation: Nursing: „Concepts of Practice"

Dorothea Orem ist Trägerin mehrerer Ehrendoktorate

Elemente der Theorie

Orems Arbeit wurde von vielen Denkansätzen inspiriert. Abgesehen von der Definition von Pflege bei Henderson hebt sie aber keine besonders hervor. Sie postuliert die Bedeutung der Selbstfürsorgefähigkeit als Entwicklungsparameter. Selbstpflege ist die persönliche Pflege, die Menschen zur Erhaltung ihrer Gesundheit und zu ihrem Wohlbefinden ausüben. Selbstfürsorge ist eine zielgerichtete, erlernte Handlung!

Pflege als bewusster Akt hat die Aufgabe das Ausmaß der Selbstpflegefähigkeit festzustellen und eventuell gegebene Defizite zu befriedigen. Auf verschiedene Selbstfürsorgeerfordernisse – unterschieden werden allgemeine, entwicklungsbezogene und gesundheitsstörungsbedingte Selbstfürsorgeerfordernis – kann nach genauer Planung, abhängig vom Bedarf der Klienten, von der unterstützenden-erzieherischen Pflege bis hin zur völlig kompensatorischen Pflege, reagiert werden. Klienten können Einzelpersonen, Gruppe und Familien etc. sein.

3.2.10 Ida Jean Orlando

Kurzbiografie
Geboren 1926

1947	Abschlussdiplom für Krankenpflege am New York Medical College
1951	Bachelor of Arts an der St. Johns Universität in Brooklyn, New York
1954	Masterabschluss
1945–1958	Assistenzprofessorin für geistige Gesundheit und psychiatrische Pflege an der Yale Universität in Connecticut
1958	erscheint ihr erstes Buch: „The Dynamic Nurse-Patient Relationship: Function, Process and Principles of Professional Nursing Practice"
1961	Heirat mit Robert Peletier
1962–1972	Beraterin für klinische Krankenpflege am Mc Lean Hospital
1987	Stellvertretende Direktorin der Pflegelehre und Forschung am Metropolitan State Hospital

Elemente der Theorie

Orlando wurde maßgeblich von Peplau, Sullivan und dem symbolischen Interaktionismus beeinflusst. Im Mittelpunkt ihres Modells steht die Beziehung zwischen Patient und Pflegender und deren fördernder bzw. hemmender Einfluss. Sie selber betonte, hätte sie mehr Mut gezeigt, würde sie ihre Theorie „Pflegeprozesstheorie" genannt haben. Der Pflegeprozess ist ein Prozess der Exploration, der auf ein gemeinsames Verständnis des Verhaltens des Patienten abzielt. Nur der Patient könne bestätigen, ob die Einschätzung der Pflegenden richtig ist. Die Selbstreflexion der Pflegenden sowie die Fähigkeit des Patienten Vertrauen in die Pflege aufzubauen, sind bedeutende Parameter professioneller Pflege. Pflegerische abgeleitete Handlungen müssen bewusst in einen professionellen Kontext gesetzt werden. Automatisierte, routinemäßig erfolgende Pflegehandlungen sind ineffektiv! Die unmittelbare Bedürfnisbefriedigung, die vom Patienten nicht mehr selbst vorgenommen werden kann, ist das Ziel.

3.2.11 Rosemarie Rizzo Parse

Kurzbiografie
Bachelor- und Masterabschluss an der Universität in Pittsburgh
Vorstand der Pflegeschule an der Duquesne Universität
1983–1993   Professur und Koordination des Forschungszentrums für Pflege am Hunter College der Universität New York
Begründerin und Herausgeberin der Zeitschrift „Nursing Science Quarterly"
Zur Zeit: Professur an der Marcella Niehoff School of Nursing
Ihre Arbeiten sind in mehrere Sprachen übersetzt und werden vielfach angewendet.

Elemente der Theorie

Ihre Arbeit ist inspiriert von Dilthey und Rogers. Der zentrale Begriff ihrer Theorie ist das menschliche Werden, ein tagtägliches Entfalten im wechselseitigen Austausch von Mensch und Universum. Das Werden ist bei Rizzo Parse gelebte Gesundheit. Jedes Individuum schafft sich seine eigene Gesundheit, trifft autonome Entscheidungen und gibt seinem Leben Sinn. Pflege fasst Rizzo Parse als ein Begleiten auf, als ein Sich-Einlassen im Sinne eines „wahren" Eingehens auf den anderen. Das Gegenüber soll damit in die Lage versetzt werden, seine Situation zu „beleuchten" und gegebenenfalls über sich selbst hinaus zu neuen Möglichkeit zu gelangen. Lebensqualität zu erhalten und zu verbessern ist der Zweck. Die Beziehungsqualität des „Sich-Einlassen" basierend auf einer theoretischen Grundlage ist die wirkliche Kunst der Pflege. Die Theorie Rizzo Parses unterstellt allerdings, dass jeder Mensch seinen Weg kennt und in der Lage ist, Entscheidungen zu treffen.

Die Kunst der Pflege resultiert aus:
- Respekt vor unterschiedlichen Ansichten,
- Verknüpfung mit anderen,
- Stolz auf das eigene Sein,
- für andere greifbar zu sein,
- zu mögen, was man tut.

3.2.12 Paterson und Zderad

Kurzbiografie Paterson
Pflegeausbildung am Lenox Hill Hospital
Bachelor of Science an der St. Johns Universität
Master of Public Health an der Johns Hopkins Universität
Promotion an der Boston Universität

Kurzbiografie Zderad
Pflegeausbildung am St. Bernard´s Hospital
Bachelor of Science an der Loyola Universität
Master of Arts an der Katholischen Universität
Doktorat an der Geogetown Universität

Elemente der Theorie

Die Theorie von Paterson und Zderad entstand während der Lehrtätigkeit am Veterans Administration Hospital, wo sie heute als Pflegeforscherinnen tätig sind, im Rahmen der gemeinsam entwickelten Ausbildungsreihe „Humanistische Pflege". Sie stützen ihr Modell auf die philosophischen Strömungen des Existenzialismus, der humanistischen Psychologie und der Phänomenologie. Die „humanistische Pflege", wie sie ihr Modell nennen, ist sowohl vom Tun als auch vom Sein geprägt. Das „Mitsein" mit dem Patienten sehen die beiden als wesentlichen Bestandteil professioneller Pflege an: Die Pflegende sollten mit ihrem ganzen Wesen gegenwärtig sein. Sie versucht mit allen ihr zur Verfügung stehenden Kräften, gesundheitsförderliche Schritte einzuleiten. Ziel ist das Begleiten eines Menschen in seiner Entwicklung, abhängig vom jeweiligen menschlichen Potenzial des zu Begleitenden. Es wird nicht versucht, die Pflegesituation objektiv zu erfassen! Vielmehr wird konsequent die Sicht des Patienten eingenommen!

3.2.13 Callista Roy

Kurzbiografie
Geboren 1939 in Los Angeles, Kalifornien
1963   Bachelor of Arts am Mount Saint Mary's College in Los Angeles
        Master of Science an der Universität Kalifornien in Los Angeles
        Promotion im Fach Soziologie an der Universität von Kalifornien
bis 1982 Assistenzprofessorin und Vorsitzende des Department of Nursing am Mount Saint Mary's College danach Professur am Saint Mary's College und an der Universität von Portland
Roy hat die neu geschaffene Position Pflegetheorie an der Boston College School of Nursing inne; sie erhielt viele Auszeichnungen und ist Trägerin mehrerer Ehrendoktorate; Schülerin von Dorothy Johnson.

Elemente der Theorie

Roy geht in ihrer Grundannahme davon aus, dass jede menschliche Verhaltensweise eine Anpassung (Adaption) an die Umwelt ist, mit dem Ziel ein Gleichgewicht zwischen Mensch und Umwelt herzustellen. Wie Menschen die Umwelt bewältigen, ist das Resultat ihrer individuellen Sozialisation und ihrer physiologischen und psychologischen Konstitution. Jeder Mensch reagiert innerhalb eines bestimmten Adaptionsniveaus, das von Person zu Person unterschiedlich sein kann. Anpassung ist dabei ein aktiver Prozess, der auf die Umwelt zurückwirkt. Die aus der Umwelt kommenden Reize verändern wiederum die Formen der Anpassung. Die Aufgabe der Pflege ist, mit der Förderung der Anpassung an die Umwelt Gesundheit und Lebensqualität zu stärken. Ein würdiges Sterben soll ermöglicht werden. Um dies zu erreichen, muss entweder Einfluss auf störende Stimuli genommen oder eine Verbesserung des Bewältigungshandelns erreicht werden. Roy betont, ein körperliches, geistiges und soziales Wohlbefinden, also eine optimale Gesundheit, ist nicht für alle möglich!

3.2.14 Joyce Tavelbee

Kurzbiografie
Geboren 1926
1946 Krankenpflegediplom am Charity Hospital in New Orleans
1956 Bachelor of Science an der Louisiana State Universität
ab 1959 Master of Science in Nursing an der Yale Universität
Assistenzprofessorin an der Pflegefakultät der Louisiana State Universität, New Orleans
Lehrerin für Pflegepädagogik an der New York Universität
Professur an der Universität Mississippi School of Nursing in Jackson
Professur an der Hotel Dieu School of Nursing in New Orleans
1970 verstorben

Elemente der Theorie

Travelbee betont den starken Einfluss von Orlando auf ihre Arbeit. Ihre theoretischen Äußerungen sind stark von der Existenzphilosophie beeinflusst. Pflege ist eine Interaktion zwischen dem Patienten und dem Pflegenden, in der sich beide wechselseitig beeinflussen. Die Aufgabe der Pflegenden ist es, als „Change Agents" zu agieren. Situationen werden nicht einfach hingenommen, sondern die Pflegeperson bewirkt eine Veränderung, indem sie bewusst macht, wie Krankheit, Behinderung und Leiden vermieden werden können. Durch diese Erfahrungen kann der Mensch wachsen. Travelbee beschreibt die human-to-human Beziehung als Gegensatz zu einer rollenbezogenen Pflege-Patienten-Beziehung. Pflegekompetenz ist dabei in der Erreichung der Ziele sichtbar. Die Pflege-Patientenbeziehung ist eine Ansammlung von Erfahrungen, wobei es in erster Linie darum geht den Pflegebedarf des Patienten zu erfüllen!

3.2.15 Margret Jean Harman Watson

Kurzbiografie
Geboren 1940 im südlichen West Virginia
Pflegediplom an der Lewis Gale School of Nursing in Roanoke, Virginia
1959 Heirat mit Douglas, zwei Töchter (1963 und 1967)
1964 Bachelor of Science der Pflege an der Universität von Colorado
1965 Master of Science in der psychiatrischen Gesundheitspflege
1973 Doktorat am Boulder Campus

1979–1981   Entwicklung und Implementierung am Doktorantenprogramm für Pflege in Colorado
1983–1990   Dekanin der Universität der Coloradopflegeschule und assistierende Direktorin des Universitätsspitals
Zur Zeit Stiftungsprofessur für „Caring Science" an der Universität der Coloradopflegeschule
Watson erhielt mehrere Auszeichnungen und Ehrendoktorate.

Elemente der Theorie

Die Anerkennung und Bedeutung der menschliche Zuwendung ist ein Leitgedanke ihres Modell. Die menschliche Zuwendung ist Teil der menschlichen Erfahrung von Gesundheit und Krankheit. Gesundheit ist ein Zustand der Harmonie zwischen Körper, Geist und Seele. Pflege hilft, ein größeres Maß an Harmonie zu erlangen, indem der Prozess der Selbsterkenntnis, Selbstachtung, Selbstheilung und Selbsthilfe gefördert wird. Dieses Ziel ist nach Watson nur im Prozess der menschlichen Zuwendung zu erreichen. Die Pflegeperson muss in der Lage sein, das „In-der-Welt-Sein" anderer wahrzunehmen und auf dieses mit verschiedenen Mitteln wie Berührungen, Geräuschen, Worten oder Farben zu reagieren. Somit kann dem Gegenüber der Sinn der eigenen Existenz aufgezeigt werden, um im nächsten Schritt seine Selbstkontrolle und Selbstbestimmung zu stärken. Die Fähigkeit, das eigene Wesen frei zu entfalten, wird durch die entsprechende Fähigkeit anderer Menschen mitbestimmt. Die menschliche Zuwendung zwischen zwei Personen sieht Watson als ganz besonderes Geschenk.

3.2.16 Ernestine Wiedenbach

Kurzbiografie
Geboren 1900 in Deutschland
In der Kindheit Emigration in die USA
1922   Bachelor of Arts am Wellesley College in Massachusetts; anschließend Krankenpflegeausbildung am John Hopkins Hospital in Baltimore, Masterabschluss am Teachers College der Columbia Universität und Ausbildung als Hebamme
1952   Assistenzprofessorin für Entbindungspflege an der Krankenpflegeschule der Yale Universität
Lebt heute in Florida

Elemente der Theorie

Wiedenbach arbeitete in Yale zusammen mit Orlando, Dickhoff und James, die sich mit der Systematisierung von Theorien beschäftigten. Wiedenbach vertritt die Ansicht, dass sich ein theoretisches Gebäude für die Pflege alleine aus dem Studium der Praxis ableiten lässt. Die pflegebestimmenden Aspekte sind: (a) die Absicht des pflegerischen Handelns, gemessen am jeweiligen Output, (b) die Kunst im pflegerischen Handeln, d. h. die Art und Weise wie das Wissen eingesetzt wird, um die pflegerischen Ziele zu erreichen, (c) die Philosophie und die Wertvorstellung, die Pflegehandeln beeinflussen und (d) die Pflegepraxis, die bewusst und zielgerichtet gesteuert wird. Wiedenbach formuliert notwendige Merkmale für professionelles Pflegehandeln und leistet einen wichtigen Beitrag zur Professionsdiskussion. Pflegende sollten klare Vorstellungen von ihrem Handeln haben; sie sollten die notwendigen pflegerischen Fertigkeiten beherrschen, fähig sein multiprofessionell zu arbeiten und Einsicht in die Notwendigkeit der ständigen Erweiterung ihres Wissens haben. Wissen ist unendlich. Es umfasst alles, was der menschliche Geist wahrnehmen kann!

Am Beginn der achtziger Jahre ging die Blütezeit der Theorieentwicklung abrupt zu Ende. Bei näherer Betrachtung sehen wir ein Übergewicht an Theoriebeständen aus anderen Wissenschaften. Die Pionierinnen der Pflegetheorie haben den Versuch unternommen, aus der Perspektive der Pflege neues spezifisches Wissen hervorzubringen. Die folgende Generation an Wissenschaftlerinnen beschäftigte sich mit der Entwicklung dieser Theorien. Fawcett, Marriner-Tomey und Meleis gehören dieser Gruppe der Metatheoretikerinnen an, die das Material der Pionierinnen einer Analyse unterzogen hat.

Die gegenwärtige Tendenz in der Entwicklung von Modellen und Theorien beschreiben Rodgers und Knafl (2000) folgendermaßen: "The current tendency has been to consider concepts as dynamic, rather than static; 'fuzzy', rather than finite, absolute, and 'crystal clear'; context dependent, rather than universal; and to possess some pragmatic."

Weiterführende Literatur

Botschafter P., Moers M., Steppe H.: Pflegemodelle in der Praxis. Die Schwester/Der Pfleger, 1990, Folge 1–9
Botschafter, Moers und Steppe publizierten in der Zeitschrift die Schwester/Der Pfleger eine Serie von Artikeln, in denen verschiedene Theorien und Modelle einer Betrachtung unterzogen werden. Sie lehnen sich dabei an die Ausführungen von Marriner-Tomey und Alligood und beschreiben den Werdegang der Theoretikerinnen, deren theoretische Quellen, die Hauptelemente der Theorien und die verschiedenen Definitionen von Pflege. Sie versuchen die zugrunde liegenden Begriffe klar zu definieren. Eigene Kapitel befassen sich mit den Modellen in der Praxis. Der Gehalt der Theorien wird anhand von Fallbeispielen verdeutlicht.

Fawcett J.: Konzeptuelle Modelle der Pflege im Überblick. Huber, Bern 1998
Jacqueline Fawcett stellt in ihrem umfangreichen Werk bedeutende Theorien aus der amerikanischen Tradition der Pflegeforschung dar. Einleitend erklärt sie die in ihrem Buch verwendeten Schlüsselbegriffe: Konzeptuelles Modell, Metaparadigma, Philosophie, Weltbild, Wissenschaftliche Ansätze, Theorie, Empirische Indikatoren und Konzeptuell-theoretisch-empirische Systeme des Pflegewissens. Sie beschreibt die Analyse und Evaluation Konzeptueller Modelle und geht dann in die Darstellung von sieben ausgewählten Modellen über. Das letzte Kapitel ist der Umsetzung in die Praxis gewidmet.

Marriner-Tomey A., Alligood M.: Nursing Theorists and Their Work. Mosby, St. Louis 2002
Die Autorinnen stellen in der 5. Ausgabe in englischer Sprache in erster Linie amerikanische und britische Theoretikerinnen vor. Das Spektrum reicht von den ersten Pionierinnen bis zur jüngeren Generation der Theoretikerinnen. Das Buch ist unterteilt in: Entwicklung von Pflegetheorien, Philosophien, Konzeptuelle Modelle und Große Theorien, Theorien mittlerer Reichweite und das Kapitel Zukunft der Pflegetheorien. Theorien werden unter den Gesichtspunkten: Background der Theoretikerin, theoretischer Ursprung der Theorie, empirische Evidenz, Hauptaussagen der Theorie, Akzeptanz in der Pflege (Forschung, Praxis, Lehre), weitere Entwicklungen und Kritik der Theorie beschrieben.

Meleis A.: Pflegetheorie. Huber, Bern 1999
Das umfangreiche Werk ist in sieben Kapitel unterteilt: Theoretische Reise, Theoretisches Erbe, Das Fachgebiet und seine Struktur, Unsere Wissenschaftlerinnen, Unsere Epistemologie, Die Pionierinnen und die Zukunft der Theorien. Ihre „Reise" führt zurück in die Geschichte der Pflege und ihren Bezug zur Philosophie bis hin zur Entwicklung einer modernen Gesundheits- und Krankenpflege. Alle Kapitel wer-

den umfassend behandelt, ein Buch dem man sich längere Zeit widmen muss.

Osterbrink J.: Erster internationaler Pflegetheorienkongreß Nürnberg. Hans Huber, Bern 1998

Das von Jürgen Osterbrink herausgegebene Buch enthält die Referate, die beim ersten Nürnberger Pflegetheorienkongress gehalten wurden. Viele internationale Wissenschaftlerinnen kamen dort zusammen, um ihre Gedanken zur Pflegetheorie und ihrer Bedeutung einem großen Publikum näher zu bringen. Das Buch bietet einen guten Überblick über den theoretischen und wissenschaftlichen Diskurs aus verschiedenen Perspektiven.

Schaeffer D., Moers M., Steppe H., Meleis A.: Pflegetheorien. Hans Huber, Bern, Göttingen, Toronto, Seattle 1997.

Das 1997 erschiene Buch beschreibt nach einleitenden Worte zum Entwicklungstand der Pflegewissenschaft in Deutschland die Entwicklungsstadien der Pflegetheorie. Publiziert sind Beiträge namhafter Theoretikerinnen aus den USA. Im letzten Kapitel findet sich eine Diskussion über die Bedeutung der amerikanischen Pflegetheorien für den deutschen Raum.

Schröck R., Drerup E.: Pflegetheorien in der Praxis. Forschung und Lehre. Lambertus, Freiburg i. B. 1997

Das Buch stellt Beiträge verschiedener Autoren zu Schwerpunkten der Pflegearbeit wie Theoriearbeit, Praxisarbeit, Forschungsarbeit und Arbeit in der Lehre dar. Neben einer kurzen theoretischen Einführung wird der gelebten Praxis in Form der Beschreibung von Praxisbeispielen Rechnung getragen. Die Vielfalt an Einsatzmöglichkeiten von Theorie im Praxisalltag der Pflege gibt einen guten Einblick in die Bedeutung der Theorie für die Berufgruppe der Pflegenden.

4 Überprüfung von Pflegemodellen und -theorien/Kriterien zur Analyse

Im folgenden Kapitel werden auszugsweise drei Analyse- und Bewertungsmodelle dargestellt. Bedeutsam sind diese für den Vergleich verschiedener Pflegemodelle und -theorien, sofern ein solcher überhaupt möglich ist, und ihre Bewertung im Vorfeld des praktischen Einsatzes. Das Abschätzen des geeigneten Rahmens ist dabei ebenso notwendig wie das Herausfiltern des Geeigneten für eine bestimmte Praxissituation.

„Theorieanalyse ist die systematische Untersuchung einer Theorie auf ihre Bedeutung, ihre logische Stimmigkeit, ihren Nutzen, ihre Allgemeingültigkeit, Einfachheit und Überprüfbarkeit" (Walker/Avant 1998, S. 141).

In der Analyse werden Modelle und Theorien in ihre Elemente aufgeteilt, um diese dann sowohl einzeln als auch in ihren Beziehungen zueinander zu untersuchen. Der Zweck zu dem dies geschieht ist unterschiedlich. Das obige Zitat lässt sich diesbezüglich vielfältig ergänzen.

> Das Resultat einer Analyse ist das Verstehen.

Eine Analyse wird bestimmt durch die Komponenten des „Was" (Was soll analysiert werden) und des „Wie" (Wie soll analysiert werden). Modell- und Theorieanalyse dienen der Identifizierung von Stärken und Schwächen. Dies ist erforderlich, um eine Entscheidung über die notwendige und sinnvolle Anwendung von Modellen und Theorien treffen zu können und/oder Vorstellungen über ihre Erweiterung zu gewinnen.

Allen Analysen geht eine „systematische und detaillierte Übersicht über alle verfügbaren Publikationen der Autorin bzw. des Autors" (Fawcett 1996a, S. 58) voran.

Theorien und Modelle entwickelten sich über die Zeit aus unterschiedlichen Motivationen. Der spezielle Blickwinkel jeder Theoretikerin wird von gesundheits- und sozialpolitischen Fragen der Zeit und des Umfeldes, in der sie wirkt, beeinflusst. Die Herangehensweise der theoretischen Arbeit basiert mehr auf einem Sammelsurium jeweils vorhandener Problemstellungen als auf systematischen, im Vorfeld definierten Überlegungen. Das scheint die Aussagekraft jedoch nicht im Geringsten zu schwächen. Für die Betrachtung anhand ausgewählter Kriterien bedeutet dies allerdings, dass eine Beschreibung jeweils nur einzelnen Aspekten gerecht wird. Vergleiche sind aufgrund der unterschiedlichen Schwerpunktsetzungen sowohl bei der Entwicklung von Theorien und Modellen als auch ihrer Analyse häufig schwierig.

Manche Autoren (vgl. Fawcett 1998, Walker/Avant 1998) unterscheiden explizit zwischen Analyse und Evaluation. Ziele der Analyse sei es, die objektive, nicht wertende Beschreibung zu erarbeiten. Eigene Wertvorstellungen sollten dabei so weit wie möglich in den Hintergrund gestellt werden. Die Evaluation hingegen reiche über die bloße Analyse hinaus, indem hier Urteile über den Wert eines Werkes gefällt werden sollten, die als Grundlage zur Entscheidungsfindung oder des pflegerischen Handelns dienen können. Eine Evaluation sollte erst nach einer gründlichen Analyse vorgenommen werden. Doch das Auseinanderhalten von Analyse- und Evaluationskriterien ist kein leichtes Unterfangen. Im folgenden konzentriere ich mich auf Analysevorschläge verschiedener Wissenschaftlerinnen.

Die unterschiedlichen Zugangsmöglichkeiten zu Modellen und Theorien ergeben sich
- aufgrund ihres Erkenntnisanspruchs,
- aufgrund der verwendeten Erkenntnismittel, das heißt der Methodologie (Art, Bedeutung und Einsatz der Denk- und Forschungsmethoden),
- aufgrund des Aufbaus und der Logik von Begriffs- und Aussagesystemen,
- aufgrund der zugrundegelegten Positionen (Werten, Annahmen).

Der Nutzen von Analysen und Evaluationen liegt im Lerngewinn für zukünftige Entwicklungen in Forschung und Wissenschaft!

4.1 Analysekriterien nach Fawcett

Das aktuelle Pflegewissen wird in die Kategorien Metaparadigmen, Philosophien, Konzeptuelle Modelle, Theorien und Empirische Indikationen gegliedert. Für Fawcett hat diese Unterscheidung zentralen Stellenwert, was zu einer Anpassung der schematischen Darstellung der von ihr diskutierten Theorien in jeder neuen Auflage ihrer Bücher führte, um „[...] ein noch tieferes Verständnis für die Beziehungen zwischen den Konzeptuellen Modellen sowie den anderen Komponenten des pflegerischen Wissens widerzuspiegeln" (Fawcett 1996b, S. 56).

Fawcett erstellte Kriterien zur
- Analyse von Konzeptuellen Pflegemodellen,
- Analyse von Pflegetheorien,
- Evaluation von konzeptuellen Pflegemodellen,
- Evaluation von Pflegetheorien.

Im Folgenden ist Fawcetts Analysediskussion zusammengefasst. Weiteres zur Evaluation entnehmen Sie Fawcett 1996b, 1998 und 1999.

Für die Analyse Konzeptueller Modelle und Theorien formuliert Fawcett unterschiedliche Schlüsselbegriffe:

Tabelle 9: Schlüsselbegriffe

Konzeptuelle Modelle	Theorien
Ursprünge	Reichweite der Theorie
Besondere Schwerpunkte und Inhalte	Kontext der Theorie Inhalte der Theorie

4.1.1 Analysekriterien Konzeptueller Modelle

Als Schlüsselbegriffe für die Analyse Konzeptueller Modelle nennt Fawcett „Ursprünge" und „besondere Schwerpunkte und Inhalte", die durch folgende Fragen abgebildet werden (Fawcett 1998, S. 57):

Ursprünge
- Welches sind die Ursprünge des Konzeptuellen Modells?
    - Wie war seine historische Entwicklung?
    - Was motivierte seine Entstehung?
    - Auf welchen philosophischen Überzeugungen über die Pflege basiert es?
    - Welche Strategien zur Wissensentwicklung wurden genutzt, um es zu formulieren?
    - Welche Wissenschaftlerinnen und Wissenschaftler beeinflussten das Denken der Autorin bzw. des Autors?
    - Welches grundsätzliche Weltbild und welcher wissenschaftliche Ansatz spiegeln sich in dem Modell wider?

Die Analyse der Ursprünge als erster Schritt stellt die Aspekte der historischen Entwicklung des Konzeptuellen Modells, die Motivation und philosophische Überzeugung der Autorin sowie mögliche Strategien zur Weiterentwicklung des eigenen für die Formulierung des Modells relevanten Wissens in den Vordergrund. Die Analytiker müssen sich mit dem Denken der Wissenschaftlerinnen auseinandersetzen. Wie dies zu tun ist, beschreibt Fawcett nicht näher. Im optimalen Fall sind das Studium wissenschaftlicher Werke, die Beschäftigung mit den Biographien der Wissenschaftlerinnen und das Befragen von Zeitzeugen ebenso Bestandteil der Analyse wie, sofern möglich, ein Gespräch mit den Wissenschaftlerinnen selbst.

Besondere Schwerpunkte und Inhalte

- Welches sind die besonderen Schwerpunkte des Konzeptuellen Modells?
- Wie werden die vier zum Metaparadigma der Pflege gehörenden Konzepte definiert?
  - Wie wird Person definiert?
  - Wie wird Umwelt definiert?
  - Wie wird Gesundheit definiert?
  - Wie werden Wohlbefinden und Krankheit unterschieden?
  - Wie wird Pflege definiert?
  - Was wird als Ziel der Pflege angesehen?
  - Wie wird der Pflegeprozess beschrieben?
  - Welche Aussagen werden über die Beziehungen zwischen den vier Konzepten getroffen?

Hier werden die besonderen Schwerpunkte und Inhalte mittels der im Metaparadigma definierten Konzepte überprüft. Die mehr oder weniger abstrakten Begriffe erschweren explizite Aussagen. Fawcett empfiehlt deshalb das Sammeln aller Definitionen und Beschreibungen der jeweils genannten Konzepte.

4.1.2 Analysekriterien von Pflegetheorien

Die wichtigsten Elemente des Schemas sind in den Schlüsselbegriffen „Reichweite der Theorie", „Kontext der Theorie" und „Inhalt der Theorie" zusammengefasst. Das grundlegende Schema beinhaltet dazu folgende Fragen (Fawcett 1999, S. 39):

Reichweite der Theorie

- Welche Reichweite hat die Theorie?

Die Frage nach der Reichweite der Theorie ergibt sich aus der Unterscheidung zwischen Theorien und Konzeptuellen Modellen. Eine Unterscheidung der Theorien in deskriptive, erklärende und prädikative Theorien wird vorgeschlagen.

Kontext der Theorie

- Wie bezieht sich die Theorie auf das Metaparadigma der Krankenpflege?
- Welche zum Metaparadigma gehörende Begriffe werden angesprochen?
  - Befasst sich die Theorie mit der Person?
  - Befasst sich die Theorie mit der Umwelt?
  - Befasst sich die Theorie mit der Gesundheit?
  - Befasst sich die Theorie mit dem Pflegeprozess und dessen Zielen?
- Welche zum Metaparadigma gehörenden Annahmen werden angesprochen?
  - Befasst sich die Theorie mit Lebensprozessen?
  - Befasst sich die Theorie mit Mustern der Interaktion zwischen Mensch und Umwelt?
  - Befasst sich die Theorie mit Prozessen, die sich auf die Gesundheit auswirken?
  - Befasst sich die Theorie mit der Gesundheit oder Ganzheit von Menschen in ihrer Interaktion mit der Umwelt?
- Welche philosophischen Grundüberzeugungen spiegeln sich in der Theorie wider?
  - Auf welchen Wertvorstellungen und Überzeugungen basiert die Theorie?
  - Welche Sicht der Beziehung zwischen Person und Umwelt findet sich in der Theorie wieder?
- Auf welchem Konzeptuellen Modell basiert die Theorie?
- Welche Erkenntnisse verwandter wissenschaftlicher Disziplinen sind in die Entwicklung der Theorie eingeflossen?

Der Kontext einer Theorie erläutert das Umfeld in der die pflegerische Handlung stattfindet. Fawcett nennt hier außerdem Erkenntnisse aus anderen wissenschaftlichen Disziplinen, inhärente philosophische Grundüberlegungen und Begriffe der verwendeten Metaparadigmen wie Gesundheit oder Krankheit.

Inhalte der Theorie

- Welches sind die Begriffe der Theorie?
- Welches sind die Annahmen der Theorie?
    - Welche einfachen Annahmen gibt es?
    - Welche verknüpfenden Annahmen lassen sich extrahieren?

Theorien bestehen aus konkreten Begriffen und Annahmen und ihrer Beziehung zueinander. Der Inhalt einer Theorie lässt sich daher mit Antworten auf Fragen nach Begriffen, Annahmen und deren Verknüpfungen beschreiben.

Die Fragen zur „Reichweite der Theorie" und zum „Inhalt der Theorie" (konkrete Begriffe und einfache bzw. verknüpfende Annahmen) können aufgrund der unterschiedlichen Beschaffenheit von Konzeptuellem Modell und Theorie kein Äquivalent in den Analysekriterien von Modellen haben.

Fawcetts Unterscheidung zwischen Analyse und Evaluation von Theorien bzw. Konzeptuellen Modellen ist auf den ersten Blick nicht einfach zu verstehen, scheint es doch Doppelgleisigkeiten zu geben. So finden sich z. B. Fragen aus dem Bereich der Ursprünge der Konzeptuellen Modelle auch im Kontext der Theorien wieder. „Die historische Entwicklung und die Motivation der Entstehung eines theoretischen Ansatzes – beides Analysekriterien eines konzeptuellen Modells – scheinen im Schema zur Analyse von Theorien nicht auf, werden aber von Fawcett selbst bei den von ihr durchgeführten Überprüfungen beschrieben" (Grasserbauer 2003, S. 6). Es ließen sich viele solche Beispiele anführen, allerdings „vergleicht man die Schlüsselbegriffe operationalisierenden Fragestellungen und die entsprechenden Erläuterungen miteinander, so lassen sich allerdings Überschneidungen feststellen, die jedoch unterschiedlichen Schlüsselbegriffen zugeordnet sind" (Grasserbauer 2003, S. 7).

4.2 Analysekriterien nach Marriner-Tomey

Marriner-Tomey (Alligood/Marriner-Tomey 2002) nennt Analyse, Evaluation und Kritik als Methoden der Prüfung von Theorien/Modellen. Sie nennt als Analysekriterien:

- Klarheit,
- Einfachheit,
- Allgemeingültigkeit,
- Empirische Ausrichtung und deren Gütekriterien,
- Auswirkungen und Konsequenzen für die Praxis.

4.2.1 Klarheit

Der Anspruch der Klarheit bezieht sich auf die Beschaffenheit des Begriffssystems. Wie sind die verwendeten Begriffe definiert und aus welchem Kontext wurden sie hergeleitet. Viele Theoretikerinnen haben sich bei ihrer Arbeit anderer Disziplinen bedient. Es ist nicht ungewöhnlich, dass ein und dasselbe Wort unterschiedliche Bedeutungen in verschiedenen Fachrichtungen aufweisen kann. Eine exakte Analyse der Begriffe und der Annahmen in Theorien/Modellen in Hinblick auf die zu erreichenden Ziele ist anzustreben. Das Verständnis über die verwendeten Begriffe und Konzepte sollte einheitlich sein.

4.2.2 Einfachheit

Die Praxis könne nur von einfachen Theorien wie Theorien mittlerer Reichweite geleitet werden, so Chinn und Kramer (1999). Es muss der Spagat zwischen ausreichendem theoretischem Gehalt und Anwendbarkeit in der Praxis versucht werden. Das Kriterium für die Einfachheit einer Theorie oder eines Modells kann nur darin bestehen, inwieweit das theoretische Wissen als täglicher „Berater" im praktischen Handeln herangezogen werden kann. Was dies für die Anwendung und die Umsetzung von Wissen in die Praxis bedeutet, wird in Kapitel 6 behandelt.

4.2.3 Allgemeingültigkeit

Je begrenzter die Ziele und die Begriffe, je weniger abstrakt Theorien/Modelle sind, desto weniger allgemeingültig sind sie. Generell tendieren die Wissenschaftlerinnen zur Forderung, dass Theorien und Modelle abstrakt sein sollten, damit sie einen möglichst großen Anwendungsbereich abdecken. Auf der anderen Seite konkurriert dieser Anspruch mit der Forderung möglichst situations- und kontextgerechte Aussagen für die Pflege bereitzustellen.

4.2.4 Empirische Ausrichtung

Lassen sich die Komponenten von Theorien/Modellen und deren Beziehung untereinander empirisch, mittels beobachtbarer Daten, erheben?

4.2.5 Auswirkungen und Konsequenzen auf die Praxis

Lassen sich aus den Theorien/Modellen Hypothesen generieren, die sinnvoll den „Body of Knowledge" der Pflege bereichern?

4.3 Bewertungskriterien nach Cormack und Reynolds

Cormack und Reynolds (1992) haben mehrere Fragen zur Evaluation von Theorien/Modellen erarbeitet. Ihre Kriterien der Evaluation fokussieren mehr als bei anderen Autoren auf die Anwendbarkeit in der Praxis. Sie gehen bereits im Vorfeld davon aus, dass ihre Kriterien von einer einzelnen Theorie, einem einzelnen Modell nicht vollständig erfüllt werden. Die Bewertung und Überprüfung erfolgt mit mehreren Fragen, von denen einige im Folgenden angeführt werden:

- Ist die Theorie, das Modell so beschrieben, dass sie von den Pflegepraktikerinnen zweifelsfrei verstanden werden kann?

Sind Ziel, Eigenheit und Inhalt für alle Pflegende aus allen Bereichen verständlich? Theorien/Modelle, die nicht dieser Anforderung entsprechen, sind von geringem Wert und kaum in der Praxis einsetzbar. Es bedarf so genannter „Übersetzer", die Theorien/Modelle einer Interpretation unterziehen, um sie allen Pflegenden, auch jenen, die sich nicht mit theoretischem Wissen befassen, verständlich zu machen. Ein persönlicher Anstrich in der Übersetzung ist dabei zu erwarten. Je klarer sprachlich formuliert wird, desto größer ist die Wahrscheinlichkeit „[to] enter the public arena" (Cormack/Reynolds 1992, S. 1474).

Eine klare sprachliche Formulierung würde ein akademisches Elitedenken, das von den Autoren als hemmend für eine Praxisintegration betrachtet wird, erst gar nicht aufkommen lassen.

- Ist der Anwendungsbereich der Theorie, des Modells klar umrissen?

Die Heterogenität und Mannigfaltigkeit der Profession Pflege zeigt sich im Umgang mit den unterschiedlichsten Patienten- und Kundengruppen. Dazu gehören sowohl kranke Personen, die der wiederherstellenden Pflege bedürfen, als auch gesunde Personen, die im Rahmen einer präventiven Gesundheitsberatung betreut werden. Die spezifischen Bedürfnisse der verschiedenen Klienten müssen erfasst und in Beziehung zu Pflegetheorien/-modellen gebracht werden, die der jeweiligen Pflegesituation entsprechen. Es sollte deutlich sein, inwieweit sich die Theorie, das Modell für die Bewältigung einer spezifischen Aufgabe eignet. Werden die „richtigen" Erklärungen geboten? Auch wenn die Wahl nicht „optimal" ist, Entscheidungen für die Betreuung und Therapie müssen getroffen werden. Neben der Forderung, dass der Anwendungsbereich definiert sein sollte, treten Cormack und Reynolds auch dafür ein, die Grenzen von Theorien und Modellen aufzuzeigen.

- Stellt die ausgewählten Theorien/Modelle eine Annäherung an die spezifischen Bedürfnisse von Pflege und der Pflegenden dar?

Nicht jedes Modell eignet sich für eine Anwendung in der direkten Pflege.

Ausgewählte und/oder adaptierte Theorien/Modelle aus anderen Disziplinen sollten auf die Spezifika der Pflege eingehen. Um nachvollziehbar zu machen, ob diese Anforderung erfüllt wird, ist es erforderlich, die Ursprünge der Theorien/Modelle und die jeweiligen Adaptationen an die Erfordernisse der Pflege für alle Anwender deutlich zu machen.

Basiert die Theorie, das Modell auf einer (wissenschaftlich) getesteten und akzeptierten Grundlage bzw. lässt sich eine wissenschaftlich zugängliche Grundlage ableiten?

Cormack und Reynolds folgen hier Fawcett (1987), die explizit fordert, dass Theorien/Modelle nach wissenschaftlichen Kriterien getestet werden müssen, um als abgesichert zu gelten. Werden keine Aussagen über die zugrunde liegende wissenschaftliche Abstützung getroffen, wird von Anwendern, Pädagogen und Managern fälschlicherweise eine solche Prüfung unterstellt, so Fawcett. Unreflektierter Einsatz in der Praxis kann die Folge sein. Es wird deshalb empfohlen in der theoretischen Arbeit die wissenschaftliche Belegbarkeit bereits im Vorfeld zu berücksichtigen.

- Ist das Modell, die Theorie valide?

Aus auf Validität getesteten Theorien und Modellen lassen sich eher adäquate Pflegediagnosen und Interventionen ableiten, die die Einzigartigkeit von Pflege unterstreichen, als aus solchen, die nicht überprüft sind. Die Anwender müssen über die Gültigkeit oder mangelnde Gültigkeit Bescheid wissen.

- Ist das Modell, die Theorie reliabel?

Bei hoher Reliabilität sollten Pflegende in der Anwendung in ähnlichen Situationen zu ähnlichen Ergebnissen kommen. Durch Theorien und Modelle wird die Herangehensweise an den Patienten mit all seinen Bedürfnissen bestimmt; die Pflegenden unterliegen ähnlichen Werthaltungen und Handlungsmustern. Werden mehrere Pflegende vor das gleiche Pflegeproblem gestellt, implizieren reliable Theorien/Modelle gleiche Ergebnisse im Pflegeprozess.

- Lässt sich die Theorie, das Modell auf einen anderen Kulturkreis übertragen?

Das Gros der theoretischen Arbeit stammt aus den USA der sechziger, siebziger und achtziger Jahre. Europäischen Versuche Theorien und Modelle zu generieren, fallen dagegen kaum ins Gewicht. Außer Leininger, die Transkulturalität in den Mittelpunkt ihrer Theorie stellte, haben sich andere Theoretikerinnen über die Kompatibilität ihrer Arbeit zu anderen Kulturkreisen kaum geäußert. Eine kritische Reflexion der definierten Begriffe und Konzepte sowie eine Berücksichtigung des jeweiligen Entstehungszeitpunkts sind unabdinglich.

- Liefert die Theorie, das Modell einen Rahmen für die Pflegediagnostik?

Modelle und Theorien nehmen Einfluss darauf, wie Patienten von den Pflegenden wahrgenommen werden. Sie sollen die Pflegenden befähigen Diagnosen abzuleiten, die in Struktur, Inhalt und genereller Aussage durch das gewählte Modell bzw. die gewählte Theorie bestimmt sind. Die Ausformung eines Begriffsystems und die Zuordnung von Diagnosen zu einem Klassifikationssystem kann sich daraus ableiten. Die Grenzen und Möglichkeiten der Anwendbarkeit werden deutlich.

- Befähigt das Modell, die Theorie zur Ableitung geeigneter Interventionen zur Optimierung des Gesundheitszustandes?

Welche Bandbreite an Pflegeinterventionen wird vorgegeben? Wird auf das Urteil der Pflegenden vertraut, bei gestellten Pflegediagnosen die geeigneten Interventionen aufgrund ihres fachliches Können abzuleiten oder gibt das Modell, die Theorie Interventionen in einer eher operationalisierten Form vor? Was auch immer vorgegeben wird, zum besseren Verständnis sollte eine Begründung für die Vorgaben von Seiten der Theoretikerinnen angegeben werden.

- Definiert das Modell, die Theorie den gewünschten Outcome einer Intervention?

Wie schon erwähnt, setzen Modelle und Theorien verschiedene Schwerpunkte, die zu verschiedenen Wahrnehmungen und Beobachtungen der Pflegenden führen können. Dementsprechend können daraus unterschiedliche Wünsche bezüglich der Resultate abgeleitet werden. Eine klare Formulierung, was das Endprodukt der Bemühungen im Pflegeprozess sein soll (im optimalen Fall, wie dieser Outcome zu messen ist), führt zur vermehrten Konsistenz in der Anwendung. Reliabilität und Validität werden davon positiv beeinflusst.

- Verfügen Pflegende im klinischen Alltag über die Möglichkeit der freien Entscheidung in der Auswahl von Theorien und Modellen?

Nicht alle Theorien/Modelle eignen sich für alle Situationen und Gegebenheiten. Hat die Pflegende auch innerhalb einer Institution die Möglichkeit frei zu wählen, welche theoretischen Überlegungen sie ihrem Handeln zugrunde legt? Gibt es Organisationszwänge, denen Praktiker unterworfen sind?

- Entspricht das Modell, die Theorie allgemein gültigen ethischen Richtlinien?

Werden notwendige ethische Richtlinien sowohl im Allgemeinen als auch für spezifische Pflegesituation vorgegeben? Ist bekannt in welcher Situation die Anwendung ethisch nicht zu vertreten ist? Werden von den Theoretikerinnen keine Empfehlungen abgegeben, laufen Praktiker Gefahr diese Frage zu vergessen oder zu ignorieren.

In der Literatur werden einige weitere Kriterien angeführt (vgl. Steppe 2000): Bezug zu anderen Wissenschaften, Zugang zum Gegenstand der Pflege, Rolle des Patienten als Empfänger von Pflege oder die Frage an welchen Patientengruppen die Theorie, das Modell entwickelt und überprüft wurde.

Von Bedeutung für die Analyse ist, dass sich Analyse- bzw. Evaluationskriterien deutlich erkennen lassen.

> Analyse ist nicht einfach nebenbei zu bewältigen. Sie muss institutionalisiert und durch kompetente Personen ausgeführt werden.

Mit den Analyse- und Bewertungskriterien von Fawcett, Marriner-Tomey und Cormack und Reynolds ist der Versuch unternommen worden, Vorschläge für die Analyse und Evaluation von Modellen und Theorien, die unterschiedliche Abstraktheitsgrade aufweisen und auf unterschiedlichen Paradigmen beruhen, anzubieten. Es wurde darauf hingewiesen, dass vor der Bewertung das Kriterientool und das Wie der Bewertung festzuschreiben ist, um ein gezieltes Herangehen zu forcieren.

Übung:
Nehmen Sie die Theorien/Modelle von Betty Neuman, Hildegard Peplau, Martha Rogers oder von Erwin Böhm und versuchen Sie diese unter den Gesichtspunkten von Fawcett und Marriner-Tomey zu analysieren. Die Bewertungen dieser Theorien/Modelle nach Cormack und Reynolds können Sie Kapitel 5 entnehmen.

5 Theoretisches Denken anhand ausgewählter Beispiele

Im folgenden Abschnitt sind exemplarisch einige Theorien/Modelle aus dem amerikanischen und europäischen Raum dargestellt. Es wird der Versuch unternommen, der jeweiligen Nomenklatur folgend, eine Einschätzung der Klienten-, Patienten und Umfeldsituation vorzunehmen und daraus sowohl Pflegediagnose als auch Pflegemaßnahmen abzuleiten. Es handelt sich dabei um Vorschläge und nicht um dogmatische Festlegungen. Beim Bearbeiten oder in der Diskussion mit Studenten können durchaus Abwandlungen vorgenommen werden. Schlussendlich ist das Wohlergehen des Patienten oder Klienten das Entscheidende. Insofern sind sie die maßgebliche Instanz bei der Bewertung von Theorien und Modellen.

Bezüglich der Begriffe Theorie und Modell halte ich mich im Folgenden an den Sprachgebrauch der jeweiligen Theoretikerinnen: Peplau bezeichnet ihre Überlegungen als Theorie; Neuman, Rogers und Böhm nennen ihre theoretischen Ausführungen Modelle. Weiterführende Literaturangaben zu den behandelten Theorien/Modellen finden sich am Ende des Kapitels.

5.1 Das Systemmodell von Betty Neuman

Kurzbiographie
1924 in der Nähe von Lowell, Ohio auf einer Farm geboren
1947 Diplom der psychiatrischen Pflege in Akron am Peoples Hospital School of Nursing, Ohio
 arbeitet in Kalifornien als Lehrerin und leitende Pflegende
1957 Bachelor an der Universität von Kalifornien in Los Angeles in Public Health und Psychologie
1966 Master's Degree in Mental Health und Public Health an der Universität Kalifornien in Los Angelos; beginnt ihre Karriere als Dozentin an der Universität
 Sie und Donna Aquilina waren die Ersten, die innerhalb des Krisenzentrums von Los Angelos eine Pflegeberatung anboten.
1971 Erste Buchpublikation: „Consultation and Community Organization in Community Mental Health Nursing"
1972 Erste Publikation ihres Modells: „The Neuman System Model: Application to Nursing Education and Practice"
1985 Promotion an der Pacific Western Universität

Das Systemmodell von Betty Neuman

1989   2. Auflage ihres Hauptwerks
1995   3. Auflage ihres Hauptwerks
Neben der Weiterentwicklung und Lehre ihres Modells beschäftigt sie sich heute mit Ehe- und Familientherapie.

Neuman wurde maßgeblich von der Systemtheorie Bertalanffys, den Überlegungen zur Prävention bei Caplan, zur Ganzheitlichkeit bei Chardin, zu Adaptation und Umwelt bei Putts und Seyles Arbeit über Stress und körperlicher Stress-Reaktion beeinflusst. Das Modell von Neuman ist ein Systemmodell mit hierarchischer Gliederung. Die Klienten werden als System erfasst. Gegenstand des Modells sind Stresserscheinungen und die Reaktion darauf. Es beschäftigt sich mit der Entwicklung eines Bezugsrahmens zur Beschreibung der Beratungsrolle von Pflegekräften.

Ein Klient kann eine Einzelperson, eine Gruppe oder eine Organisation sein!

5.1.1 Definition von Pflege

Im Zentrum des Modells steht der Begriff „Klient". Dahinter kann sich eine Person, eine Gemeinschaft, aber auch eine Organisation bzw. ein soziales Thema unterschiedlicher Ausprägung verbergen. Der Klient wird graphisch als ein von konzentrischen Kreisen umgebener Kern dargestellt:

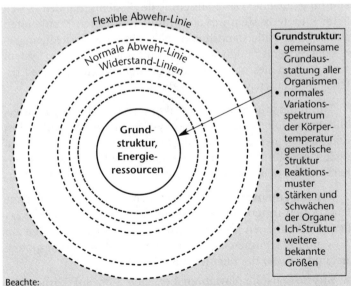

*Abbildung 9:
Klient/Klientensystem
(aus: Neuman B.: Das System-Modell. Konzept und Anwendung in der Pflege. Lambertus 1998, S. 47)*

Beachte:
- Die einzelnen konzentrischen Kreise werden jeweils zugleich durch physische, psychische, soziokulturelle, entwicklungsbezogene und spirituelle Variablen bestimmt.

Der Klient besteht aus einem zentralen Kern (central core), auch als Basisstruktur oder Überlebensfaktor (basic survival factor) bezeichnet, der von Widerstands- und Abwehrlinien umgeben ist, deren Aufgabe darin besteht Stressoren fernzuhalten und Wohlbefinden zu bewahren. Der Zentralkern, die Grundstruktur an Stärken und Schwächen eines Klientensystems, wird durch eigene interne Faktoren unterstützt (z. B. Mobilisierung der Immunabwehr). Sie erhält sich durch den Aufbau von Energieressourcen. Handelt es sich beim Klienten um ein Individuum, setzt sich der zentrale Kern aus genetischer Struktur, angeborenen Reaktionsmustern, der Struktur des Ego und den Stärken und Schwächen der Organe zusammen. Die äußere flexible Abwehrlinie dient als Puffer gegen schädliche Einflüsse. Je weiter sie von der normalen Abwehrlinie entfernt ist, desto größer ist ihre Schutzfunktion. Aufgrund ihrer dynamischen Struktur kann sie sich, so wie in Notfällen erforderlich, sehr rasch situationsspezifisch verändern. Zieht sie sich aufgrund eines schädlichen Einflusses (z. B. Flüssigkeitsdefizit, Verletzung) so weit zusammen, dass sie auf die darunter liegende normale Abwehrlinie trifft, so muss diese versuchen die Einwirkung von außen abzuwehren. Kann die normale Abwehrlinie gegen einen oder mehrere Stressoren keinen Widerstand mehr leisten, kommt es zu einer Destabilisierung des Systems; handelt es sich beim Klientensystem um ein Individuum treten Krankheiten auf. Die drei Widerstandslinien, die die innerste Verteidigungslinie des Systems bilden, schützen und stabilisieren das System auch noch in diesem Fall. Werden sie durchbrochen, ist die Existenz des Klientensystem akut bedroht.

Die Effektivität der Abwehr- und Widerstandslinien ist vom Alter und vom Entwicklungsstand des Klienten abhängig! Ihre Aktivierung ist kein bewusster Akt, sondern erfolgt unbewusst und automatisch.

Wenn die unterstützenden Faktoren ausreichend gut ausgebildet sind, überwacht sich das System Klient konstant selbst und passt seinen Bedarf ständig an, „[...] um die für eine optimale Gesundheit notwendige Stabilität zu bewahren, wiederherzustellen oder aufrechtzuerhalten" (Neuman 1990, S. 129).

Fünf Klientenvariablen übernehmen bestimmte schützende Funktionen innerhalb des Systems z. B. indem bestimmte Lebensgewohnheiten gepflegt werden oder Copingstrategien zur Anwendung kommen. Sie alle machen das Bewältigungspotenzial und -muster des Klienten aus:

- **physiologische Variablen** beziehen sich auf körperliche Strukturen und Funktionen;

- **psychische Variablen** beziehen sich auf geistigen Prozesse und Beziehungen;
- **soziokulturelle Variablen** beziehen sich auf die Muster sozialer und kultureller Bindungen;
- **entwicklungsgeschichtliche Variablen** beziehen sich auf Entwicklungsprozesse des Lebens (die Biographie eines Menschen oder die „Geschichte" einer Organisation);
- **spirituelle Variablen** wurden erst jüngst in das Modell aufgenommenen und beschreiben den Einfluss der Spiritualität auf den Klienten.

Je besser diese fünf Variablen aufeinander abgestimmt sind, desto effektiver können Stressoren abgewehrt werden.

Das Modell bietet eine Struktur, mit der Teilbereiche des Klientensystems in Wechselwirkung auf ein Gesamtsystem dargestellt werden können. Klientensystem und Umwelt beeinflussen sich dabei wechselseitig, sowohl positiv als auch negativ.

5.1.2 Definition von Gesundheit und Krankheit

Der Begriff der Gesundheit wird mit Wohlbefinden, mit Energie und Stabilität gleichgesetzt; Krankheit bedeutet Instabilität. Die folgende Darstellung gibt den Zusammenhang von Gesundheit und Krankheit wieder:

Zur Definition von Gesundheit und Krankheit bedient sich die Autorin einiger Begriffe aus der Physik: Gesundheit und Krankheit liegen auf einem Kontinuum, das sich von Negentropie bis Entropie erstreckt. Im negentropen Prozess wird Energie gespeichert und das System stabilisiert. Entropie bedeutet für Neuman, dass mehr Energie wird verbraucht wird als vorhanden ist. Im schlimmsten Fall führt ein zu großer Energieverlust zum Tod. Gesundheit ist ein Zustand optimalen Wohlbefindens, der in Abhängigkeit von der Energiebilanz definiert wird. Energie ist nach Neuman die durchdringende Kraft, die alle Funktionen und Vorgänge innerhalb eines Klientensystems antreibt.

In einer Krankheit wird eine Reaktion auf Stress manifest: Die flexible Abwehrlinie wird durchbrochen und die Stressoren treffen auf die normale Abwehrlinie. Ist nun diese nicht mehr

„Negentropie: Darunter wird der Prozeß der Konservierung von Energie verstanden, bei dem der Grad der Organisiertheit und der Komplexität steigt und das System sich auf einen Zustand von Stabilität oder auf ein höheres Wohlbefinden zubewegt. Die Stabilität und der Grad des Wohlbefindens stehen in einer direkten Beziehung zueinander" (Neuman 1998, S. 71).

„Entropie: Darunter ist der Prozess des Energieverlustes und der Desorganisation zu verstehen, bei dem sich das System auf Krankheit und Tod zubewegt" (Neuman, 1998, S. 70).

Abbildung 10: Darstellung des Kontinuums Wohlbefinden – Krankheit

(aus: Neuman B.: Pflege und die Systemperspektive. In: Schaeffer D., Moers M., Steppe H., Meleis A. [Hg.]: Pflegetheorien. Beispiele aus den USA. Huber 1997, S. 204)

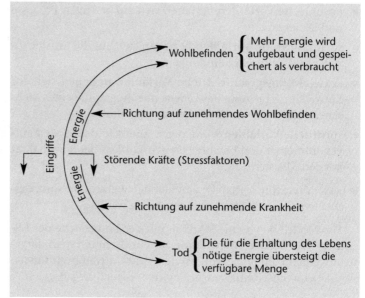

in der Lage die schädlichen Einflüsse angemessen zu bearbeiten, wird der Klient krank! Das System wird in diesem Fall nur noch durch die inneren Widerstandslinien stabilisiert. Sind diese ineffizient, erschöpft sich die Energie.

Die Förderung der Gesundheit ist die Abwehr von Erkrankung.

Die Entfernung der Abwehrlinien vom zentralen Kern ist ein Maß für den Zustand des Klientensystems: Je weiter sie entfernt sind, desto besser ist das Wohlbefinden.

Umwelt und Klient beeinflussen sich wechselseitig.

Unter Umwelt werden jene internen und externen Faktoren verstanden, die auf ein Klientensystem permanent einwirken. Die Umwelt nimmt stets Einfluss auf den Klienten, umgekehrt wirkt auch der Klient auf die Umwelt zurück. Betty Neuman unterscheidet zwischen:

- **interner Umwelt** innerhalb des Klientensystems,
- **externer Umwelt** außerhalb des Klientensystems und
- **geschaffener Umwelt**, die sich aus unbewusstem Wissen und unbewusster Überzeugung aufbaut. Die geschaffene Umwelt wird vom Klientensystem subjektiv wahrgenommen und ist in der Lage die Gesundheit durch das Leben von Haltungen und Werten zu stimulieren.

Umwelteinflüsse sind potenzielle Stressoren für den Klienten.

5.1.3 Aufgabe der Pflege und ihre Methode

„Als Pflege bezeichnen wir die Profession, die mit allen denjenigen Variablen befasst ist, die einen Klienten in seiner Umwelt beeinflussen" (Neuman 1998, S. 71). Pflege soll das optimale Wohlbefinden des Klienten durch Bewahrung bzw. Wiederherstellung der Klientensystemstabilität fördern.

Die Prävention dient der Erfüllung dieser Aufgaben. Sie umfasst Pflegeinterventionen, die in verschiedenen Bereichen des Kontinuums von Gesundheit bis Krankheit durchgeführt werden. Neuman definiert drei Formen der Prävention:

- Die **primäre Prävention** dient der Bewahrung der Stabilität des Klientensystems.
- Die **sekundäre Prävention** soll die Stabilität des Klientensystems wieder herstellen (Rehabilitation).
- Die **tertiäre Prävention** soll helfen, die wiederhergestellte Stabilität zu bewahren.

In der **primären Prävention** geht es um die Erhaltung von Gesundheit. Die normale Abwehrlinie bzw. der gewöhnliche Gesundheitszustand kann dadurch geschützt werden, dass die flexible Abwehrlinie gestärkt wird. Stress soll durch Reduktion der Risikofaktoren in den Umwelten verringert werden. Vielfältige Strategien der Gesundheitsförderung dienen der Erhaltung des Wohlbefindens. Pflegende können gemeinsam mit dem Klienten abklären, welche potenziellen Stressoren mit welcher Wahrscheinlichkeit auftreten und wie diesen mit gezielten Maßnahmen begegnet werden kann. Primäre Intervention besteht darin, den Klienten zu motivieren und ihn bezüglich potenzieller Stressoren zu sensibilisieren, indem Wissen an ihn herangetragen wird. Das Vorbild der Pflegenden kann dazu beitragen, dass primäre Prävention nicht als leere Worthülse empfunden wird.

Die **sekundäre Prävention** kommt bei auftretenden Stressreaktionen zum Tragen. Erste Symptome machen sich bemerkbar, eine Therapie ist angebracht. Sie dient dem Schutz der Grundstruktur durch Stärkung der Abwehr- und Widerstandslinien.

Durch eine geeignete Behandlung soll die Gesundheit bzw. Stabilität des Systems wieder hergestellt werden. Mit dem Ziel den Rückgang der Stressreaktion zu erreichen, wird versucht die internen und externen Ressourcen des Klienten zu identifizieren und möglichst stark zu fördern. Im Pflegeprozess werden zwischen dem Pflegenden und dem Klienten gemeinsame Schritte der Wiederherstellung erarbeitet.

Die **tertiäre Prävention** wird zur Aufrechterhaltung des wiedererlangten Wohlbefindens eingesetzt. Nach der Behandlung soll die Stabilität und die Rekonstitution des Klientensystems sichergestellt werden. Die Ressourcen des Klienten sollten erfolgreich mobilisiert werden. Das Kennen und Anwenden richtiger neuer Bewegungsabläufe dient ebenso der tertiären Prävention wie die Umstellung auf ein anderes, der Gesundheit förderliches Ernährungsprogramm.

Der Begriff der Prävention ist bei Neuman breiter als dies im allgemeinen Sprachgebrauch des Gesundheitswesens der Fall ist. Die Erhaltung und Wiedererreichung von Stabilität durch Prävention ist ein zentrales Moment in ihrem Modell.

Neumans **Pflegeprozessmodell** besteht aus drei Schritten:
1. **Pflegediagnose** (nursing diagnosis)
2. **Festlegung der Pflegeziele** (nursing goals) und
3. **Pflegeergebnisse** (nursing outcome)

„Durch Verknüpfung der umfassenden Information über den Klienten mit dazu relevanten theoretischen Grundlagen ergibt sich eine übergreifende pflegediagnostische Aussage, aus der gemeinsam mit dem Klienten die Ziele für die Pflegeintervention gewonnen werden können" (Neuman 1998, S. 58).

Pflegediagnose: Die Diagnosestellung bedarf eines genauen Assessments unter Berücksichtigung der physiologischen, psychischen, soziokulturellen, entwicklungsgeschichtlichen und spirituellen Variablen, die untereinander in Wechselwirkung stehen. Die Datenbasis der Pflegediagnosen ergibt sich durch:
- potenzielle und aktuelle Stressoren,
- Bestandteile der Grundstruktur und vorhandene Energieressourcen,
- Eigenschaften der verschiedenen Abwehr- und Widerstandslinien,
- potenzielle und bereits eingetretenen Reaktionen,
- das Ausmaß der internen und externen Ressourcen, die zur Sicherung des Wohlbefindens verfügbar sind.

Die Wahrnehmungen der Klienten werden mit jenen der Pflegenden in Beziehung gesetzt. Möglicherweise auftretende Wahrnehmungsunterschiede müssen ausdiskutiert werden.

Im Folgenden ist die Pflegediagnose unter Berücksichtigung zweier Instrumente des Systemmodells – Neuman Nursing Process Format und Prevention as Intervention Format – dargestellt:

I. Pflegediagnose
A. Grunddaten sammeln bei gleichzeitiger Berücksichtigung der dynamischen Wechselbeziehungen zwischen physiologischen, psychische, soziokulturellen, entwicklungsgeschichtlichen und spirituellen Variablen
   1. Wahrnehmungen des Klienten/des Klientensystems benennen
      a) Zustand und Stärke der Faktoren und Ressourcen der Grundstruktur einschätzen
      b) Charakteristika der Widerstands- und Abwehrlinien, Ausmaß der potenziellen oder tatsächlichen Reaktion sowie Potenzial der Rekonstitution nach einer Reaktion einschätzen
      c) Inneres Milieu und externe Umwelt einschätzen
         (1) Potenziell oder tatsächliche vorhandene Stressoren, die eine Gefahr für die Stabilität des Klientensystem darstellen, benennen und evaluieren
         (2) Stabilitätsgefährdende Stressoren klassifizieren
            a) Deprivation
            b) Exzess
            c) Veränderung
            d) Intolerant
      d) Potenzielle und/oder tatsächliche intra-, inter- und extrapersonale Interaktionen zwischen Klientensystem und Umwelt unter Berücksichtigung aller fünf Variablen benennen, klassifizieren und evaluieren
      e) Geschaffene Umwelt einschätzen
         (1) Wahrnehmung des Klienten/des Klientensystems ergründen
            a) Wahrnehmung von Stressoren
            b) Wahrnehmung von Problem- und Stressbereichen
            c) Wahrnehmung momentaner Abweichungen von üblichen Lebensmustern
            d) Bewältigung ähnlicher Probleme in der Vergangenheit
            e) Zukunftserwartungen infolge der momentanen Situation
            f) Wahrnehmung möglicher Selbsthilfe
            g) Erwartungen an Pflegekräfte, Angehörige und andere Bezugspersonen
         (2) Grad des vorhandenen Schutzes bestimmen
         (3) Ursachen der geschaffenen Umwelt ergründen
      f) Einflüsse vergangener, aktueller und möglicher zukünftiger Lebensprozesse und Bewältigungsmuster auf die Stabilität des Klientensystems bestimmen
      g) Potenzielle bzw. tatsächliche interne und externe Ressourcen, die zu einer Optimierung des Wohlbefindens beitragen könnten, benennen und evaluieren.

Abbildung 11: Neumans Systemmodell: Der Pflegeprozess

(aus: Fawcett J.: Konzeptuelle Modelle der Pflege im Überblick. 2. Aufl., Huber 1998, S. 243–244)

> 2. Wahrnehmung der Pflegekraft ergründen (Punke 1 a, b, c, d, f, g aus der Sicht der Pflegekraft wiederholen)
> 3. Wahrnehmungen des Klientensystems und der Pflegekraft vergleichen
>   a) Ähnlichkeiten und Unterschiede in der Wahrnehmung benennen
>   b) Bewusstsein für wichtige Verzerrungen wecken
>   c) Unterschiede in der Wahrnehmung klären
>
> B. Abweichungen von Wohlbefinden
> 1. Gewonnene Daten zu relevanten Theorien der Pflegewissenschaft und verwandten Disziplinen in Beziehung setzen
> 2. Umfassende pflegediagnostische Aussage formulieren
> 3. Pflegeziele nach Prioritäten ordnen
>   a) Grad des Wohlbefindens des Klienten berücksichtigen
>   b) Bedürfnisse der Systemstabilität berücksichtigen
>   c) Gesamtheit verfügbarer Ressourcen berücksichtigen
> 4. Zu erwartende Ergebnisse formulieren und Interventionen bestimmen, die zur Optimierung von Systemstabilität und Wohlbefinden beitragen können, d. h. die normale Abwehlinie schützen und die flexible Abwehrlinie stärken

Festlegung der Pflegeziele: Auf der Grundlage der Diagnose werden hypothetische Interventionen gemeinsam mit dem Klienten erarbeitet, die sich an den drei Ebenen der Prävention orientieren. Ziel ist immer das Erreichen bzw. Erhalten der Stabilität des Klientensystems.

Pflegeergebnisse resultieren aus den Pflegeinterventionen der drei Formen der Prävention. An den Zielen werden die Interventionen evaluiert; konnten die Ziele erreicht werden oder nicht? Die Pflegeergebnisse validieren den gesamten Pflegeprozess.

In der folgenden Abbildung sind die Gesamtzusammenhänge des Modells dargestellt:

Das Systemmodell von Betty Neuman 107

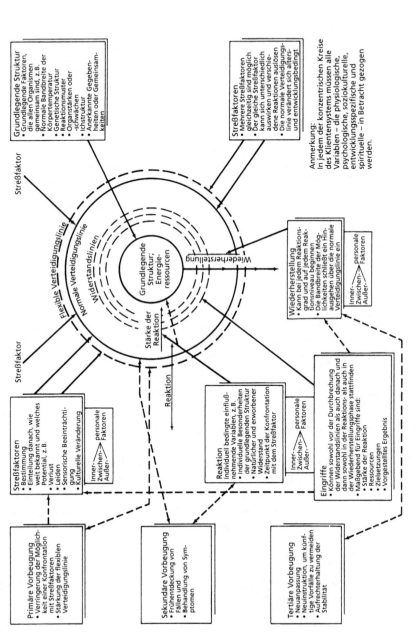

Abbildung 12: Das Neumansche Systemmodell

(aus: Neuman B., Pflege und die Systemperspektive. In: Schaeffer D., Moers M., Steppe H., Meleis A. (Hg.): Pflegetheorien. Beispiele aus den USA. Huber 1997, S. 199)

Neumans Modell lässt sich in tabellarischer Form zusammenfassen:

Tabelle 10: Neumans Modell

Aufgabe der Pflege	Methode
• Diagnose des Grades der Stabilität bei Klienten	• durch Analyse: – der Abwehrlinien – der Widerstandslinien – der Grundstruktur der Energieressourcen – der 5 interagierenden dynam. Variablen
• Identifikation der internen und externen Stressfaktoren der Klienten • Stabilität des Klientensystems	• durch Prävention (Identifikation, Sensibilisierung, Desensibilisierung von Stressfaktoren, motivieren, koordinieren, unterstützen, integrieren, aufrechterhalten etc.)

„Pflegekräfte fungieren als Heilende, d. h. sie verfolgen das Ziel, die Energie des Klienten zu erhalten, damit sein System auch weiterhin harmonisch funktionieren kann, während gleichzeitig Veränderungen eingeleitet werden, die dem optimalen Wohlbefinden förderlich sind" (Neuman 1990, S. 131).

5.1.4 Einordnung des Modells von Betty Neuman

Norbert van Kampen: Modell in der Tradition des ganzheitlichen Paradigmas

Afaf Meleis: Theorie über die Klienten von Pflege

Jacquiline Fawcett: Konzeptuelles Modell

Betty Neuman: Ganzheitliches und multidimensionales Modell, philosophisches und biologisches Modell

5.1.5 Exemplarische Umsetzung eines Praxisbeispiels

Für die Bearbeitung wird das Beispiel in Anhang 3 herangezogen. Wer ist der Klient? Diese Frage muss im Vorfeld geklärt werden. Ich identifiziere drei Klientensysteme: Frau Gassner (A), Herr Gassner (B) und Frau und Herr Gassner (C). In weiterer Folge wird auf alle Klientensysteme Bezug genommen.

Pflegediagnose

Als ersten Schritt des Pflegeprozesses nennt Neuman die Erstellung der Diagnose.

Das Systemmodell von Betty Neuman

		Umweltfaktoren		
		Interne Stressfaktoren	Externe Stressfaktoren	Geschaffene Umwelt Variablen
Variablen	*Physisch*	• **A:** Schwäche, Krämpfe in den Extremitäten, Permanente Übelkeit, Appetitlosigkeit, anfallsartig auftretende Atemnot, zunehmende Müdigkeit, Stauungen, Gefahr der Körperschädigung aufgrund bestimmter Blutungsneigung	• **A:** Gefahr der Körperschädigung aufgrund bestimmter Blutungsneigung	• **A:** Kennt Risiko und präventive Maßnahmen
	Psychologisch	• **A:** Beeinträchtigter Selbstwert • **B:** Überforderung aufgrund der Pflege seiner Frau, Zukunftsängste wegen voraussichtlich zunehmender Pflegebedürftigkeit seiner Frau • **C:** Beziehungsproblem zwischen A und B • **D:** Vertrauensverlust zwischen A und B	• **A:** Einsamkeit (Kinder im Ausland, Rückzug der Freunde), mangelnder Selbstwert, Ungeschicklichkeit/Unwille/mangelndes Verständnis des Gatten • **B:** Überforderung aufgrund der Pflege seiner Frau, Statusverlust durch veränderte berufliche Situation	• **A:** Positive Einstellung zur Pflegenden, ist gut informiert, lehnt fremde Hilfe ab • **B:** Reserviert gegenüber Pflegende
	Soziokulturell	• **A:** Mangelnde Kommunikationsfähigkeit mit dem Partner • **B:** Mangelnde Kommunikationsfähigkeit mit dem Partner • **C:** Ungenügende familiäre Bewältigungsmöglichkeit	• **C:** Ungenügende familiäre Bewältigungsmöglichkeit	• **A:** ist gut informiert lehnt fremde Hilfe ab • **C:** Ungenügende familiäre Bewältigungsmöglichkeit
	Entwicklungsspezifisch	• **B:** Mangelnder Selbstwert durch Beeinträchtigung der gesellschaftlichen Rolle als Mann und als aktiver Arbeitnehmer	• **B:** Überforderung aufgrund der Pflege seiner Frau, Statusverlust durch veränderte berufliche Situation	
	Spirituell	• **A:** Negative Lebensbilanz • **B:** Angst vor negativer Lebensbilanz		

Abb. 13: *Identifikation der internen und externen Einflüsse/Umwelten/Stressfaktoren zum Zeitpunkt der Begegnung zwischen der Pflegenden und Frau und Herrn Gassner*

Es ist erkennbar, dass manche Zuordnung mehrfach gemacht wurde. Aus dem beschrieben Beispiel lässt sich zum einen nicht genau herleiten, welche Umweltfaktoren welche Variablen berühren, zudem ist es durchaus möglich, dass ein und derselbe potenzielle Stressor, mehrere Variablen beeinflussen kann.

Die vorhandenen Informationen und Daten werden analysiert. Die Unterschiede in der Befindlichkeit von Frau und Herr Gassner sollen deutlich gemacht werden. Bei beiden gibt es ein angehäuftes Energiedefizit, das die flexible Abwehrlinie aller Klientensysteme schwächt, so dass Stressoren die normale Abwehrlinie durchdringen konnten (der Einfluss der Stressoren ist nicht so massiv, dass die Widerstandslinien davon berührt sind; unmittelbare Lebensgefahr ist nicht gegeben). Das Energiereservoir von Frau Gassner und dem gemeinsamen Klientensystem war wahrscheinlich schon vor dem Auftreten ihrer Krankheit durch das immer wiederkehrende Fremdgehen von Herrn Gassner und die daraus resultierende Kränkung geschwächt. Speziell bei Frau Gassner kam es durch die mannigfaltige Stressoreneinwirkung zur Krise. Die Grundstruktur ist massiv bedroht. Die entwickelten Bewältigungsmechanismen reichten für ein Abwendung der Bedrohung nicht aus. Die Abwehrlinien konnte nicht gestärkt werden. Sowohl bei Frau als auch bei Herrn Gassner entwickelten sich durch verschiedenste Faktoren abweichende Erwartungen an den jeweiligen Partner. Die Folge war eine weitere Stresserhöhung aller Klientensysteme. Neue Bewältigungsstrategien können nicht entwickelt werden. Ressourcen, wie die Zuwendung der eigenen Kinder und der Freunde, sind nicht vorhanden. Frau Gassner verbrauchte viel Energie, um die Therapie und ihre Krankheit zu „bearbeiten"; zusätzlich baut sie Energie in der Beziehung zu ihrem Mann ab. Auch Herr Gassner verbraucht viel Energie für die Betreuung seiner Gattin. Das Aufrechterhalten der Arbeit und vor allem der Freude an der Arbeit kosten weitere Energie.

Aufgrund der folgenden Abweichungen lässt sich vorsichtig eine erste ganzheitliche und umfassende **pflegediagnostische Aussage** treffen:

Diagnose anhand des Beispiels: Die bereits geschwächten Klientensysteme haben durch eine dauernde kontinuierliche, nicht zu beseitigende Belastung (keine Genesung von Frau Gassner, Beziehungsprobleme und keine unterstützende Ressourcen) zu einer Erschöpfung der Energiereserven und zum gestörten Kommunikationsfluss zwischen den Klientensystemen geführt.

Um die Gefahr der Erschöpfung der systemeigenen Energiereserven abzuwenden, wurden externe unterstützende Ressourcen gesucht.

Pflegeziele

Als nächstes werden gemeinsam mit dem Klienten die Pflegeziele formuliert. Die exakten Zielsetzungen hängen davon ab, welche Wünsche und Bedürfnisse Herr und Frau Gassner haben. Es ist z. B. zu hinterfragen, wie weit Herr Gassner überhaupt in den Pflegeprozess seiner Gattin integriert sein möchte. Ist es Frau Gassner angenehm, von ihrem Mann gepflegt zu werden? Wenn ja, in welchem Ausmaß? Aus der Frage nach den Prioritäten leiten sich kurz-, mittel- und langfristige Ziele ab.

Abbildung 14: Neumans Systemmodell: Pflegeziele

(aus: Fawcett J.: Konzeptuelle Modelle der Pflege im Überblick. 2. Aufl., Huber 1998, S. 244)

> **II. Pflegeziele**
> A. Wünschenswerte normative Veränderungen, die Abweichungen vom Wohlbefinden korrigieren können, mit dem Klienten diskutieren
> 1. Die in I.B.3.b. benannten Bedürfnisse berücksichtigen
> 2. Die in I.B.3.c. benannten Ressourcen berücksichtigen
> B. Die relevante Art der Prävention als Intervention mit dem Klienten erörtern

Mögliche Zielformulierungen:
- Frau Gassner Kompetenzen vermitteln, wie sie ihre physischen Stressoren bearbeiten kann;
- Frau Gassner das Gefühl vermitteln, in ihrer Situation nicht allein zu sein;
- Frau Gassner behilflich sein, die Bedürfnisse ihres Gatten zu verstehen und Vertrauen herzustellen;
- Herrn Gassner behilflich sein, die Wünsche und Bedürfnisse seiner Gattin zu verstehen und Vertrauen herzustellen;
- Herrn Gassner Kompetenzen vermitteln, wie er seine Frau pflegerisch unterstützen kann;
- direkte Kommunikation zwischen den beiden Ehegatten herstellen;
- Wissen über die Möglichkeit vermitteln therapeutische Hilfe durch einen Experten in Anspruch nehmen zu können.

Die **Pflegeinterventionen** sollten ebenso mit den Klienten besprochen werden wie die Ziele.

Abbildung 15: Neumans Systemmodell: Pflegeergebnisse

(aus: Fawcett I.: Konzeptuelle Modelle der Pflege im Überblick. 2. Aufl., Huber 1998, S. 244–245)

A. Pflegerische Interventionen umsetzen
1. Primäre Prävention: Systemstabilität bewahren
   a) Eindringen von Stressoren verhindern
   b) Vorhandene Stärken unterstützen
   c) Positive Bewältigungsmuster verstärken
   d) Tatsächlich oder potenziell vorhandene schädliche Stressoren desensitivieren
   e) Zur Optimierung des Wohlbefindens motivieren
   f) Interdisziplinäre Theorien und epidemiologische Erkenntnisse integrieren
   g) Aufklären bzw. Aufklärung vertiefen
   h) Stress als positive Interventionsstrategie nutzen
2. Sekundäre Prävention: Systemstabilität wiederherstellen
   a) Grundstruktur schützen
   b) Interne und externe Ressourcen mobilisieren
   c) Stressoren und Stressorreaktionen zielgerichtet manipulieren
   d) Pflegeziele erläutern und zu deren Realisierung motivieren
   e) Adäquate Behandlungsmaßnahmen verstärken
   f) Faktoren, die das Wohlbefinden optimieren könnten, unterstützen
   g) Durch effektive Koordination und Integration aller erforderlichen Maßnahmen die Position des Klienten/des Klientensystems stärken
   h) Bei Bedarf Maßnahmen der primären Prävention bereitstellen
3. Tertiäre Prävention: Systemstabilität aufrechterhalten
   a) Höchstmögliche Ebene von Wohlbefinden und Stabilität durch Rekonstitution erlangen und aufrechterhalten
   b) Aufklären bzw. Aufklärung vertiefen
   c) Angemessene Ziele diskutieren und zu deren Realisierung motivieren
   d) Ressourcen des Gesundheitssystems koordinieren und integrieren
   e) Bei Bedarf Maßnahmen der primären und sekundären Prävention bereitstellen

B. Ergebnisse evaluieren
1. Erfüllung von Zielen bestätigen
2. Ziele neuformulieren

C. Mittel- und langfristige Ziele für nachfolgende pflegerische Handlungen setzen, die sich an den bisherigen Ergebnissen orientieren

Eine **primäre Prävention** kommt dann zum Einsatz, wenn eine potenzielle Gefährdung durch einen Stressor vermutet wird, aber noch keine Reaktionen eingetreten sind:

- Beratung bezüglich externer Hilfen durch Experten;
- Hospizplatz für den Bedarf sicher stellen;
- Frau und Herr Gassner über pflegerische Maßnahmen zur Stressorenvermeidung informieren und die Durchführung anleiten.

Eine **sekundäre Prävention** beinhaltet alle Handlungen die erforderlich sind, um ein durch Stressoren angegriffenes Klientensystem zu stabilisieren:

- In Absprache mit dem Hausarzt Maßnahmen zur physischen Stressorenminimierung festlegen und durchführen;
- Entlastung von Herrn Gassner durch die Pflegende;
- Herrn Gassner Kompetenzen der Pflege vermitteln;
- Sicherheit bezüglich der Erreichbarkeit der Pflegenden bei Hilfebedarf vermitteln;
- Vertrauensbildende Maßnahmen zwischen Frau und Herr Gassner initiieren;
- Wege der offenen Kommunikation finden;
- Initiative zur Kontaktaufnahme mit der Familie und den Freunden setzen.

Zur **tertiären Prävention** gehören alle Handlungen, die der Aufrechterhaltung der wieder hergestellten Systemstabilität dienen:

- Wissen über die Vermeidung weiterer Stressoren nützen;
- Regelmäßige Besuche der Pflegenden, um die korrekte Durchführung der Maßnahmen sicherzustellen.

> „Will eine Pflegeperson professionell arbeiten, braucht sie die Kompetenz, eine anerkannte wissenschaftliche Theorie mit den Klientendaten zu verknüpfen, die den Rahmen dafür schafft eine akkurate pflegediagnostisch Aussage zu machen und damit die nachfolgenden Entscheidungen logisch zu rechtfertigen" (Neuman 1998, S. 67).

5.1.6 Analyse des Modells anhand der Kriterien von Cormack und Reynolds

- Ist das Modell so beschrieben, dass es von den Pflegepraktikerinnen zweifelsfrei verstanden werden kann?

Betty Neumans Modell ist ein Modell mit hohem Abstraktionsgrad. Im Großen und Ganzen ist es präzise beschrieben, wobei sie sehr ins Detail geht. Es mangelt allerdings an Beschreibungen, wie Klienten auf Stress reagieren. Ebenso muss die

(Aus)Wirkung auf die pflegerische Praxis durch Pflegeforschung vermehrt nachgewiesen werden. Die Nützlichkeit in der Pflegepraxis ist in vielen Studien nachgewiesen.

- Ist der Anwendungsbereich des Modells klar umrissen?

Das Modell ist mehr auf die Anpassung des Individuums an die Umwelt als auf die Anpassung der Umwelt an das Individuum ausgerichtet. Klienten passen sich nicht nur passiv an ihre Umwelt an, sie versuchen auch sich aktiv einzufügen. Wie sie dies zu bewerkstelligen haben, wird nicht festgehalten. Das Modell befasst sich nicht damit, wie Stressoren vermieden werden können oder wie Prävention gesundheitsfördernd gestaltet werden kann.

- Stellt das Modell eine Annäherung für die spezifischen Bedürfnisse von Pflege und der Pflegenden dar?

Prävention wird für unsere Begriffe missverständlich verwendet, da auch „Wiederherstellungsmaßnahmen" inbegriffen sind. Gesundheit und Wohlbefinden sind austauschbare Begriffe.

Neuman führt explizit die Bezeichnung Klient ein. Impliziert wird damit eine Gleichberechtigung der Partner, zwischen denen die Pflegeziele ausgehandelt werden müssen. Was geschieht mit jenen Patienten, die dazu nicht in der Lage sind? Sind dies keine Klienten?

Neuman selbst ist der Auffassung, dass das Modell den Pflegenden wissenschaftliche Kompetenz abverlangt. Somit ist es nur dort anwendbar, wo diese Fähigkeiten institutionell in hohem Maße vorhanden sind.

- Basiert das Modell auf einer (wissenschaftlich) getesteten und akzeptierten Grundlage?

Neuman agiert nicht mit dem Begriff des Gleichgewichts oder Fließgleichgewichts, Begriffen der Wissenschaft, auf der ihre Theorie beruht. Sie bemüht sich allerdings sehr, Kritik an ihrem Modell in die Diskussionen mit einzubeziehen.

- Ist das Modell valide und reliabel?

Fawcett, Meleis und viele andere Autoren erkennen an, dass Neumans Modell auf seriösen Erkenntnissen mehrerer wissenschaftlicher Disziplinen beruht.

- Lässt sich das Modell auf einen anderen Kulturkreis übertragen?

Diese Frage wird von Neuman nicht diskutiert. Es ist weit weltweit verbreitet. Von einer Anwendung in vielen Kulturen kann ausgegangen werden.

- Liefert das Modell einen Rahmen für die Pflegediagnostik?

Neuman gibt konkrete Empfehlungen für die Diagnostik ab. Sie betont auch, dass die vorhandenen Klassifikationssysteme wie NANDA nicht ausreichend sind, um der Theorie gerecht zu werden. Eine Ergänzung der bestehenden Systeme bzw. die Konzeption neuer Varianten ist daher zu empfehlen.

- Erlaubt das Modell die Ableitung geeigneter Interventionen zur Optimierung des Gesundheitszustandes?

Ziel des Modells ist das Wohlbefinden zu erhalten oder wieder herzustellen. Der vielfältige Einsatz bestätigt, dass es geeignet ist den Gesundheitszustandes zu optimieren.

- Definiert das Modell den gewünschten Outcome einer Intervention?

Der Outcome wird gemeinsam mit dem Klienten festgelegt und somit ist er in der individuellen Situation definiert. Im Modell selbst ist unklar, was der Outcome genau umfasst. Eine weitere Spezifizierung wäre hier notwendig.

- Entspricht das Modell allgemein gültigen ethischen Richtlinien?

Das gemeinsame Formulieren und Festschreiben von Pflegezielen und Pflegeergebnissen zeugt vom hohen ethischen Anspruchs Neumans.

5.2 Das Modell von Martha Rogers

Kurzbiographie
Geboren 1914 in Dallas
1936   Krankenpflegediplom an Knoxville General Hospital School of Nursing
1937   Bachelor of Science am George Peabody College, Nashville
1945   Masters Degree für Pflege am Teachers College
1952   Master of Public Health an der Johns Hopkins Universität

„Wir müssen mit Fleiß und Kreativität nach dem ‚Warum' menschlichen Verhaltens und Strebens suchen, das in diesem Universum voller Geheimnisse und Wunder verborgen liegt. Nur wenn wir das ‚Warum' verstanden haben, werden wir auch das ‚Wie' in Erfahrung bringen, das uns hilft, die Ziele der Pflege mit Hilfe dieser Kenntnisse zu erreichen" (Rogers 1997, S. 140).

1952   stellt sie erstmals ihr Modell vor
        Sie arbeitet in der Gemeindepflege in Michigan und Connecticut und gründete in Arizona den ersten Hauspflegedienst!
1954   Promotion an der Hohns Hopkins Universität – arbeitet dann als Dekanin der School of Nursing an der Universität New York
1975   Professorin und Leiterin des Fachbereiches Pflege an der Universität New York
1994   verstirbt sie nach einem Sturz, von dem sie sich nicht mehr erholte, in Arizona

Rogers hat ab 1970 ihr sehr komplexes, schwer zugängliches Werk „An Introduction to the Theoretical Basis of Nursing" in diversen Publikationen weiter ausgearbeitet. Viele Theoretikerinnen wie z. B. Newman oder Rizzo Parse haben sich an ihre Ideen angelehnt. Rogers war in ihren Vorstellungen unbeugsam und dies zu einer Zeit, als die Pflegewissenschaft und die Emanzipation der Pflege ganz am Anfang standen. So war sie harschen Anfeindungen ausgesetzt, als sie auf die Gefahren einer allein auf dem Gedanken der Wohltätigkeit beruhenden Pflegearbeit unqualifizierter Laien hinwies. Rogers galt als originelle Denkerin und plädierte immer für die Vielfalt in der Pflege. Ihre Liebe zu Musik und Science Fiction beeinflusste ihr Leben und ihre Werke. Sie wurde als humorvoll, herausfordernd und prophetisch mit eigenen Idealen beschrieben.

5.2.1 Grundlagen

Martha Rogers sieht den Menschen in seiner Ganzheit. Sie vertritt einen Holismus in dem angenommen wird, dass:

- das Ganze mehr als die Summe seiner Teile ist und
- das Ganze durch die separate Untersuchung der Teile (und deren Wechselwirkung untereinander) nicht erklärt oder prognostiziert werden kann.

Der Mensch in seiner Umwelt ist ein solches Ganzes (unitary human being). Sie meint damit, dass er mehr ist als die Einheit von Physis, Psyche, Geist und Sozialem: Der Mensch *ist* ein Energiefeld, das mit der Umwelt ein dynamisches Ganzes bildet. Mensch und Umwelt sind aneinander gekoppelt und müssen gemeinsam betrachtet werden, um Pflege zum Erfolg zu führen.

Rogers setzte sich mit der Frage nach dem Schwerpunkt der Pflege, dem Wesen des Pflegeklienten (wer ist das?) und der Entwicklung der Pflegewissenschaft auseinander.

Für ein Verständnis des Modells von Rogers ist es hilfreich, sich mit der Vielfalt der ihrer Arbeit zugrunde liegenden Begriffe aus verschiedenen Wissensgebieten zu beschäftigen:

- **Systemtheorie:** Der Mensch ist ein einheitliches (unitäres) Wesen, das sich in einem Austauschprozess mit seiner Umwelt befindet. Rogers lehnt das Studium der Subsysteme und einzelner Verhaltensweisen ab. Das Ganze kann nicht verstanden werden, wenn es auf seine Teile reduziert wird!

- **Naturwissenschaft/Physik:** „Der Mensch ist den Naturgesetzen unterworfenes Wesen, das mit Hilfe eines elektrodynamischen Feldes beschreibbar ist" (Rogers 1997, S. 60). Die Energiefelder des Menschen und der Umwelt sind dynamisch, unreduzierbar, ungebunden, unendlich und durch Muster und Wellen gekennzeichnet. Der Mensch wird als ein Energiefeld (human energy field) betrachtet. Sie charakterisiert das Feld folgendermaßen: Es ist elektrischer Natur und befindet sich in einem kontinuierlichen Fluss. Intensität, Dichte und Ausdehnung des Feldes verändern sich ständig. Das menschliche Feld hat dort seine Grenze, wo seine Umwelt beginnt. Es gibt Interaktionen zwischen den Energiefeldern des Menschen und Energiefeldern der Umwelt. Beide Felder weisen bestimmte Muster auf. Die Muster können nicht direkt beobachtet werden, sie manifestieren sich in Ereignissen. Energiefelder sind offen für einen Austausch und können sich unendlich ausdehnen.

Charakteristika des Energiefelds bei Rogers: kontinuierlich offen; in die umweltbezogenen Felder integriert; in Mustern organisiert, die sich kontinuierlich verändern; pandimensional, d. h. beschreiben einen nicht linear strukturierten Funktionsbereich ohne räumliche und zeitliche Merkmale; den Prinzipien der Homöodynamik gehorchend.

Der Mensch ist ein homöodynamisches, kein homöostatisches Wesen. Eine größere Komplexität ist die Folge. „Das dynamische Wesen des Menschen und der Umwelt belegt, dass die Welt in Bewegung ist. Die negentropischen Eigenschaften des Lebens deuten auf eine fortlaufende Innovation und eine zunehmende Komplexität hin" (Rogers 1997, S. 143). Dahinter steckt die Vorstellung eines kontinuierlichen Werdens des Menschen.

Negentropie ist bei Rogers eine Entwicklung, die durch zunehmende Komplexität und Vielfalt gekennzeichnet ist.

- **Evolutionstheorie:** „Die Evolution ermöglichte es, das Fortschrittspotenzial fassbar zu machen; sie wurde zum Symbol für Begriffe wie „Verbesserung" und „Vorwärtsschreiten [...]" (Rogers 1997, S. 49). Die Entwicklung der Menschheit im

Evolutionsprozess stattete den Menschen mit der Fähigkeit aus immer sinnvollere Abstraktionen zu bewältigen. Sie führte zu einer zunehmenden Komplexität des Menschen und nach Rogers kann Komplexität nur durch ganzheitliche Entwürfe/Erklärungsansätze verstanden werden.

5.2.2 Definition von Pflege

Rogers sieht die Pflege als Wissenschaft (Schaffung systematisierten Wissens), als Kunst (kreative Umsetzung des Wissens in die Praxis) und als einen akademischen Beruf. Das Ziel ihrer Arbeit besteht in:

Rogers will keine Handlungsanweisungen für die Praxis geben.

- der Schaffung eines allgemein gültigen konzeptuellen Rahmens für die Pflege;
- der Förderung des Fortschritts der Pflege;
- sinnvollem Planen und Umsetzen von Pflege auf der Basis des Verstehens der Lebensprozesse. Dadurch wird es möglich Wohlbefinden zu mehren.

Die hämodynamischen Prinzipien haben „[...] den Status von hypothetischen, generellen Aussagen über den Lebensprozess im Menschen" (Rogers 1997, S. 122).

Rogers glaubt, dass die Entwicklung des Lebensprozesses eines unitary human being auf den Prinzipien der Homöodynamik aufgebaut ist:

- Prinzip der Resonanz;
- Prinzip der Spiritualität oder Helizität;
- Prinzip der Integralität.

Das **Prinzip der Resonanz** beschreibt die Richtung der ständigen Veränderungen innerhalb menschlicher und ökologischer Felder.

Das **Prinzip der Helizität** beschreibt die stetig wachsende Vielfalt, den kontinuierlichen, unvorhersagbaren Wandel.

Unter Integralität verstehen wir den kontinuierlichen Interaktionsprozess der Felder „Mensch" und „Umwelt". Das **Prinzip der Integralität** beschreibt das Wesen der Gemeinsamkeit von menschlichen und umweltbezogenen Energiefeldern.

Alle drei Prinzipien sind kontinuierlich und manifestieren sich in Mustern!

5.2.3 Definition von Gesundheit und Krankheit

Rogers hat diese Begriffe nicht exakt beschrieben. Dies deshalb, weil sie Gesundheit und Krankheit als miteinander verbundene Einheiten sieht. Sie sind kulturell definiert und es ist daher schwer sie begrifflich streng voneinander abzugrenzen.

Mit Gesundheit soll das Ziel von Harmonie (nicht Gleichgewicht) beschrieben werden. Diese Harmonie geht aus der Integralität der Energiefelder des Menschen und der Energiefelder der Umwelt hervor. Im Zustand der Harmonie nimmt die Vielfalt und Ausdifferenzierung der Muster zu. Das Entstehen von Mustern ist ein dynamischer Prozess. Menschen haben dabei die Fähigkeit sich trotz stetiger Veränderung zu erhalten. Dieser bemerkenswerte Prozess wird auch als die Fähigkeit zur Selbstregulierung verstanden. Das Fortführen der Selbstregulierung ist ein Charakteristikum von Gesundheit. Wohlbefinden und Abwesenheit von Krankheit bedeuten Gesundheit.

Gesundheit und Krankheit sind keine dichotom aufzufassenden Begriffe, sondern werden als Teil eines Kontinuums verstanden, dessen Bandbreite individuell verschieden ist. Gesundheit und Krankheit werden in verschiedenen Gesellschaften unterschiedlich bewertet! Sie sind somit keine absoluten Größen! Der Begriff der Krankheit wird dann verwendet, wenn das menschliche Energiefeld Charakteristika aufweist, die als unerwünscht gelten. Krankheit ist eine Störung der dynamischen Energiefelder im Menschen und zwischen Menschen und ihrer Umwelt.

5.2.4 Aufgabe der Pflege und deren Methode

Aufgabe der Pflege ist es, „[...] Menschen zu helfen, ihr maximales Gesundheitspotenzial", „[...] das für die jeweilige Person maximales Wohlbefinden" zu erreichen (Rogers 1970, S. 86). Dies geschieht indem eine „Professionelle Pflegepraxis [...] das harmonische Zusammenwirken zwischen Mensch und Umwelt fördert, die Integrität des menschlichen Feldes stärkt und die maximale Realisierung des Gesundheitspotenzials die Muster der menschlichen und umweltbezogenen Energiefelder ordnet" (Rogers 1970, S. 122).

Das Energiefeld des Menschen soll durch die Kunst der Pflege gestärkt werden. Dies geschieht durch das kreative Anwenden

> „Die Pflege soll zur Verbesserung des gesundheitlichen Zustands von Menschen beitragen, ob sie sich nun auf dem Planeten Erde oder im Weltall befinden" (Rogers 1992, S. 33)

wissenschaftlicher Kenntnisse. „Die Kompetenz der Pflegepraxis hängt ab von der Art und dem Umfang der pflegewissenschaftlichen Kenntnisse der Praktiker und davon, wie dieses Wissen durch phantasiereiches und kritisches Handeln im Dienst am Menschen zum Tragen kommt" (Rogers 1997, S. 152). Eine pflegewissenschaftliche Ausbildung ist unabdinglich um den Aufgaben der Pflege gerecht werden zu können. Das (bewusste) Beeinflussen von Mustern eines Menschen, verlangt große Kompetenz.

Pflegekräfte nehmen am Prozess der Veränderung teil, um Menschen zu helfen eine Ebene zu erreichen, die mit besserer Gesundheit im Sinne

- der Gestaltung eines sinnvollen Überganges zwischen Leben und Tod,
- der Mobilisierung der individuellen oder familiären Ressourcen,
- der Steigerung der Integrität und Stärkung der Mensch-Umwelt oder Familie-Umwelt-Beziehung,
- der Identifikation der Modalitäten,
- der Vermehrung des Pflegewissens für die Praxis

assoziiert wird.

Eine Pflegeperson, die sich Rogers' Modell bedient, arbeitet an der Mobilisierung der individuellen oder familiären Ressourcen, an der Steigerung ihrer Integrität und Stärkung der Mensch-Umwelt oder Familie-Umwelt-Beziehung.

Methodisch rät Rogers zur bewussten gemeinsamen Musterbildung, die in pflegerischen Interventionen umgesetzt wird. Es handelt sich dabei um einen kontinuierlichen Prozess, in dem Pflegekraft und Klient/Umwelt gemeinsam die Muster des umweltbezogenen Energiefeldes beeinflussen, um hinsichtlich der aktuellen gesundheitlichen Ereignisse Wohlbefinden herzustellen. Das bedeutet nichts anderes als miteinander Situationen zu gestalten, in denen die im Pflegeprozess Beteiligten durch gemeinsames Übereinkommen Harmonie herstellen. Gesundheit kann so wieder hergestellt und gefördert werden. Dabei wird das Wissen der Pflegenden sensibel und phantasievoll eingesetzt.

In der Entwicklung ihrer Theorie setzte Rogers dialektische Akzente durch die Logik des Widerspruchs oder die Methode eines kritischen, Gegensätze bedenkenden Philosophierens und Schlussfolgerns. Dadurch erarbeitete sie die Konzepte der Offenen Systeme, der Muster, der Pandimensionalität und der menschliche Entwicklung. Die Beziehung zwischen diesen Konzepten ist noch nicht erforscht!

5.2.5 Einordnung des Modells von Marta Rogers

Norbert van Kampen: Modell in der Tradition des einheitlichen Paradigmas
Afaf Meleis: Ergebnismodell
Jacqueline Fawcett: Konzeptuelles Modell
Martha Rogers: Konzeptuelles Modell (grand theories)

5.2.6 Exemplarische Umsetzung eines Praxisbeispiels

Anhand des Beispiels von Frau und Herrn Gassner in Anhang 3 soll das Modell ansatzweise einer Umsetzung zugeführt werden. Wie Rogers Pflege konkret angegangen wäre, ist von ihr nirgends genau festgeschrieben. Viele Interpretationen sind somit möglich.

Mehrere Autoren haben Rogers Theorie mit den Bedürfnissen und Aktivitäten des täglichen Lebens in Verbindung gebracht und daraus verschiedene Instrumente der Einschätzung und Therapie abgeleitet.

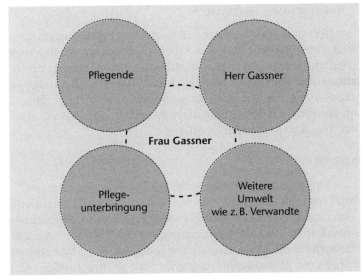

Abbildung 16:
Gesamtsystem
aus der Sicht von
Frau Gassner

Diagnose anhand des Beispiels: Die Harmonie des Gesamtsystems (Energiefeld) ist gestört. Gründe liegen sowohl in der unterschiedlichen Musterbildung von Herrn und Frau Gassner als auch in der Umwelt von Freunden und Verwandten. Es findet sich kein gemeinsamer Rhythmus, da es zum einen zu einer Überaktivierung des Systems (Empfindlichkeit und Krankheitszustand von Frau Gassner) zum anderen zu einer Gehemmtheit des Systems durch die Überforderung und das Nichtwissen von Herrn Gassner kommt. Es können keine übereinstimmenden „Rhythmen" in der Kommunikation aufgebaut werden. Es gibt im Gesamtsystem einmal zu viel, einmal zu wenig Energie. Weiters kommt es zu einer Blockade, da immer wieder unterschiedliche Zielsetzungen angestrebt und mögliche Ressourcen nicht genutzt werden.

Planung des Pflegeprozesses

Ziele sind:

- Unterstützung der Identifikation im Lebensprozess;
- Einschätzung der Manifestation von Mustern, bewusste gemeinsame Musterbildung;
- Anleitung in der Verwendung von Instrumenten zur Unterstützung von Gesundheit;
- Umsetzung neuer, kreativer Methoden der Intervention (nichtinvasive Modalitäten).

Therapeutic Touch ist eine Energietherapie. Indem der Therapeut seine Hände über den Körper des Patienten legt, wird Energie übertragen und das Energiefeld des Patienten reguliert. Es findet also eine Interaktion der Energiefelder statt!

Für Herr und Frau Gassner bedeutet das, gemeinsam mit der Pflegenden Klarheit über ihre Lebensprozesse zu erreichen und mögliche Interventionen zur Erhaltung dieser Lebensprozesse abzuleiten. Ein Gefühl von Rhythmus und Selbstidentität soll dabei erlangt werden. Dies kann bedeuten, sich mit der Situation zurecht zu finden, diese aktiv zu gestalten und ein Gefühl der Anerkennung wieder zu erlangen.

Maßnahmen

Eine Energiearbeit im Sinne einer Veränderung des Energiesystems sollte durchgeführt werden. Dies kann mit Therapeutic Touch und/oder mit verbaler und nonverbaler Kommunikationsarbeit erfolgen. Empathie zwischen den Partnern ist dabei Voraussetzung. Das Ausmaß der eingesetzten Maßnahmen hängt vom Ausmaß der Energie im Feld ab. Regelmäßige Anwendung von Energieübertragung und -ausgleich kann zu vermehrter Harmonie und zur (Neu)Ordnung der Muster führen.

Für eine holistische Pflege sind weitere Maßnahmen in der Therapie umzusetzen: Hilfestellungen für die Pflege, Beratung bezüglich einer gesundheitsstabilisierenden Haltung und unterstützende Dialoge oder Bibliotherapie. Ebenso können alternative, im Sinne in der Schulmedizin nicht übliche Methoden wie das Tagebuchschreiben, ästhetische Erfahrungen mit Kunst, Shiatsu, verschiedene Biofeedbacktechniken, Aromatherapie oder Autogenese Verwendung finden. Das Wissen und der Einfallsreichtum der Pflegenden führt zu einem Ordnen und Neuordnen des Energiefeldes mit dem Ziel das Selbstbewusstsein, die Selbsteinschätzung und die persönliche Haltung zu stärken.

Bibliotherapie ist therapeutische Arbeit mit Literatur.

„In der professionellen Pflegepraxis sind Kreativität und Phantasie gefordert. Seine Wurzeln hat das praktische Handeln im theoretischen Wissen, im kritischen Urteilsvermögen und in der Empathie. Patentrezepte, nach denen man handeln kann, gibt es nicht" (Rogers 1997, S. 152).

5.2.7 Analyse des Modells anhand der Kriterien von Cormack und Reynolds

- Ist das Modell so beschrieben, dass es von den Pflegepraktikerinnen zweifelsfrei verstanden werden kann?
  Rogers Modell bedarf bestimmter Rahmenbedingungen für die Umsetzung:
  – kulturelles Verständnis,
  – akademische Bildung („die Qualität der Ausbildung ist an die Professionalität des Lehrkörpers gebunden",
  – Fähigkeiten/Qualifikationen, um Begleiter zu sein,
  – Instrumente zur Identifizierung und Bestimmung des Energiefeldes,
  – Fachsprache.
  Rogers definierte nicht die Praxis, sie versuchte es auch nicht! Das Modell scheint zu abstrakt. Die Konzepte werden zwar theoretisch definiert, eignen sich jedoch nicht unmittelbar für die Praxis und entziehen sich einer messenden Forschung.

- Ist der Anwendungsbereich des Modells klar umrissen?
  Rogers' Modell ist eine deduktive, monadische Theorie, mit mehreren unreduzierbaren Einheiten. Von ihren Inhalten

und ihrer Reichweite her gehört sie zu den Makrotheorien! Das Modell will die kontinuierlichen, neu entstehenden und unvorhersagbaren Muster erklären. Rogers liefert einen Bezugrahmen zur Beschreibung der Lebensprozesse.

Stellt das Modell eine Annäherung an die spezifischen Bedürfnisse von Pflege und der Pflegenden dar?
Das Modell liefert viele neuartige Anregungen. Im Speziellen vertritt Rogers mit Vehemenz die Etablierung der notwendigen Rahmenbedingungen für die Durchführung professioneller Pflege. Diese Ansätze sind auch heute noch revolutionär und zu einem Großteil nicht umgesetzt. Viele der Aussagen von Rogers zeichnen sich durch große Allgemeinheit aus. Spezielle Bedürfnisse stehen nicht im Zentrum der Auseinandersetzung.

- Basiert das Modell auf einer (wissenschaftlich) getesteten und akzeptierten Theorie?
Einzelne Komponenten wurden von unterschiedlichen Personen in unterschiedlichen Pflegesituationen einer wissenschaftlichen Evaluierung unterzogen. Da Martha Rogers aber einer Aufsplittung einzelner Komponenten ihres Modells nie zugestimmt hat und dies ihrer Vorstellung vom unitären Menschen widerspricht, kann diese Frage mit einem klaren Nein beantwortet werden.

- Ist das Modell valide?
Die Validität kann nicht überprüft werden.

- Ist das Modell reliabel?
Die Reliabilität kann nicht überprüft werden.

- Lässt sich das Modell auf einen anderen Kulturkreis übertragen?
Diese Frage wird von Rogers nicht beantwortet. Geht man von ihrer Definition von Pflege aus, ist vorstellbar, dass die Dienstleistung unter den von ihr genannten Gesichtspunkten überall durchgeführt werden kann. Kann eine Pflegende die Energiefelder nicht als Bestandteil der realen Welt der Pflege wahrnehmen, wird sie auch die Wissenschaft des unitären Menschen nicht akzeptieren und nicht leben.

- Liefert das Modell einen Rahmen für die Pflegediagnostik?
Das Modell liefert eine Philosophie der Pflege. Konzeptionen für den Einsatz von Pflegediagnostik müssen vermehrt entwickelt und einer Evaluierung zugeführt werden.

- Befähigt das Modell zur Ableitung geeigneter Interventionen zur Optimierung des Gesundheitszustandes?
  Interventionen werden gemeinsam mit dem Klienten festgelegt. Das Modell der Energiearbeit fokussiert auf nichtinvasive Interventionsstrategien in der Pflege. Auch in diesem Punkt sind weitere Diskussionen angebracht.

- Definiert das Modell den gewünschten Outcome einer Intervention?
  Harmonie ist der festgeschriebene Outcome. Sofern jeder Mensch seinen Harmoniezustand subjektiv genau definieren kann – möglicherweise kann er dadurch auch objektiviert werden –, ist der Outcome genau festgeschrieben.

- Entspricht das Modell allgemein gültigen ethischen Richtlinien?
  Durch die Forderung Patienten als Partner des Pflegeprozesses zu sehen, wird Rogers – so wie fast alle Theoretikerinnen – ethischen Anforderungen gerecht.

> Pflege ist „[…] a significant, therapeutic, interpersonal process. It functions co-operatively with other human processes that make health possible for individuals in communities […]. Nursing is a educative instrument, maturing force, that aim to promote forward movement of personality in the direction of creative, constructive, productive, personal an community living" (Peplau 1952, S. 16).

5.3 Die Theorie von Hildegard Peplau

Kurzbiographie
Geboren 1909 in Reading, Pennsylvania
Eltern: Ottilie und Gustav, beide deutscher Abstammung, sind in Polen geboren.

1931	Abschluss der Krankenpflegeausbildung in Pottsdown, Pennsylvania
	Bachelor of Arts in Psychologie am Bennington College, Vermont
	wird dem Pflegekorps der amerikanischen Armee, der Schule für militärische Neuropsychiatrie, zugewiesen
	Master of Arts der psychiatrischen Pflege an der Columbia Universität
1948–1953	Instruktorin und Leiterin des Fortgeschrittenenprogramms in Psychiatriepflege
1952	Publikation „Interpersonelle Beziehung in der Pflege"
1953	Doktorat in Erziehungswissenschaften am Teachers' College der Columbia Universität
1954	Professorin und Leiterin des Studienganges „Psychiatrische Pflege" an der Universität New Jersey
Seit 1957	Ruhestand
1969	Direktorin der American Nurses' Association, ihre Tätigkeit dauerte bis 1974, sie übernahm in dieser Zeit auch die Funktion der Präsidentin

Peplau war eine der ersten, die verschiedene Theorien in ihre Theorie integrierte. Sie bediente sich dabei in erster Linie der Arbeiten von Psychologen und Psychiatern. So bezieht sie sich auf die Motivationstheorie von Maslow, die Persönlichkeitstheorie von Miller und das Reiz-Reaktionsmodell von Pawlow. Adorno, Erickson, Freud und Fromm waren weitere befruchtende Persönlichkeiten. Am einflussreichsten für sie aber war Harry Stuck Sullivan mit seinen Arbeiten auf dem Gebiet der Psychiatrie. Sullivan behauptet, dass menschliches Verhalten durch den Wunsch nach Befriedigung und dem Wunsch nach Sicherheit angetrieben wird. Die Schlüsselelemente seiner Arbeit sind im folgendem Diagramm dargestellt:

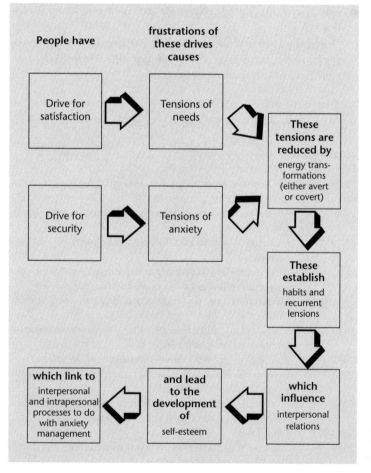

Abbildung 17: Schlüsselelemente in Sullivans Theorie der menschlichen Natur

(Aggleton P., Chalmers H.: Peplau's development model. Nursing Times, 86 (2), 1990, S. 39)

Auf Basis dieser vielfältigen Anregungen entwickelte Peplau ein prozessorientiertes Modell. Es ist geprägt von ihren Erfahrungen in der psychiatrischen Krankenpflege.

5.3.1 Definition von Pflege

Hildegard Peplau schuf den Begriff der psychodynamischen Pflege, der die Bedeutung der Pflegende-Patienten-Beziehung in den Mittelpunkt rückt. Es geht Peplau um ein Erkennen und ein Klären dessen was passiert, wenn eine Pflegende sich unterstützend einem Patienten zuwendet. Ihre Annahmen lauten dabei:

Die Persönlichkeit einer Pflegenden ist für den Lernprozess des Patienten von Bedeutung;
die Förderung der Persönlichkeit zum reifen Menschen ist Aufgabe der Pflege und der Pflegeausbildung. Methoden der Bearbeitung und des Verstehens von zwischenmenschlichen Beziehungen müssen deshalb Inhalt der Lehre sein.

Peplau beschreibt vier Phasen der Pflegende-Patienten-Beziehung, die Auskunft über den Entwicklungsstand der Beziehung geben:

- Orientierung
- Identifikation
- Ausbeutung
- Entscheidung

In der **Orientierungsphase** hat der Patient den Wunsch, sich aufgrund eines Leidens professionell helfen zu lassen (feel need). Der Leidensdruck ist der erste Schritt zur Weiterentwicklung der Persönlichkeit. Die Pflegende hilft dem Patienten seine Probleme und Bedürfnisse zu benennen und zu verstehen, um in weiterer Folge geeignete Hilfe für ihn abzuleiten. Das Gesagte muss für den Patienten verständlich formuliert werden, um ihm die Möglichkeit der aktiven Teilnahme zu geben. In dieser Phase entsteht die Grundlage für die weitere Kooperation zwischen dem Pflegenden und dem Patienten. Man kann von einer „Partnerbeziehung" sprechen.

In der **Identifikationsphase** erfolgt ein Identifikation des Patienten mit den Personen, die ihm Hilfe anbieten. Die Beziehung zwischen dem Pflegenden und dem Patienten wird dadurch gefestigt, Vertrauen kann aufgebaut werden. Es wird der Weg bereitet, aktiv als Patient am Pflegeprozess mitzuwirken. Die in einer Krankheitssituation gemachten Erfahrungen können sich ebenso fördernd oder hemmend auf eine aktive Beteiligung an einem Beziehungsprozess auswirken wie der Wissenstand des Patienten in Gesundheitsbelangen. Ein allgemein gutes Bildungsniveau wirkt sich günstig auf das sprachliche Ausdrucksvermögen und das Verstehen und Verstandenwerden aus. Ist der Patient passiv und bringt er sich nicht in das Pflegegeschehen ein, ist es die Aufgabe der Pflegenden die Beziehung und die damit verbundenen Ängste zu reflektieren.

Pflegende bedürfen großen Selbstvertrauens.

Im Stadium der **Ausbeutung oder Nutzungsphase** sollte der Patient maximalen Nutzen für die Bewältigung seines Leidens aus der Beziehung ziehen. Dies gelingt ihm nur, wenn er seine Situation besser verstehen lernt und Gebrauch von den angebotenen Leistungen macht. Die Kraft der Pflegenden geht dabei auf den Patienten über, neue Ziele können formuliert und angestrebt werden. Die Pflegende gibt dem Patienten dabei das Gefühl der positiven „Mutterliebe".

Im Stadium der **Entscheidung oder Ablösung** werden alte, für den Patienten nicht mehr relevante Ziele verworfen, neue werden angestrebt. Der Patient befreit sich aus der Beziehung zur Pflegeperson und ist wieder offen für die Beziehungsaufnahme außerhalb des Gesundheitsbereiches. Er übernimmt wieder selbst die Verantwortung für sich. Dieser Prozess läuft meist parallel mit dem Heilungsprozess und weist auf eine Genesung hin. Es kommt nicht selten vor, dass Pflegende Schwierigkeiten haben den Patienten loszulassen und eigene Abhängigkeitsbedürfnisse befriedigen. Der Ablösungsprozess, der immer vom Patienten auszugehen hat, wird dadurch erschwert (Abb. 18).

5.3.2 Definition von Gesundheit und Krankheit

Krankheiten können Lernprozesse vorantreiben.

Gesundheit kann durch „Wachstum" erreicht werden. Wachstum, das mit Entwicklung der Persönlichkeit gleichgesetzt wird, vollzieht sich, wenn es gelingt Krankheitserfahrungen in die Persönlichkeit zu integrieren und daraus zu lernen. Peplau sieht ein Ziel im kreativen, konstruktiven, produktiven und vor allem gesellschaftlich anerkannten Leben. Sie definiert Krankheit als unvermeidliche menschliche Erfahrung. Wenn man einen Sinn

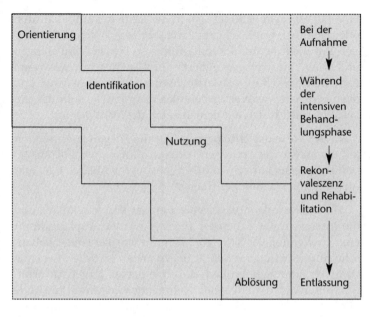

Abbildung 18: Ineinander übergehende Phasen der Krankenschwester-Patient-Beziehung

(aus: Steppe H.: Pflegemodelle in der Praxis. 3. Folge: Hildegard Peplau. Die Schwester/ Der Pfleger 9, 1990, S. 769)

in der Krankheit finden kann, kann sie als eine Wachstumserfahrung empfunden werden.

5.3.3 Aufgabe der Pflege und deren Methode

Die Aufgabe von Pflegenden ist es, verschiedene Rollen einzunehmen und dadurch den Patienten kennen zu lernen und zu unterstützen. Gelingt dies nicht, kann Chronizität die Folge sein, die Peplau (1997, S. 89) als „Misserfolg des Pflegepersonals im Bemühen, beim Patienten eine Wendung zum Besseren herbeizuführen" definiert. Als Aufgabe der Pflege ergibt sich, die brachliegenden Fähigkeiten der Patienten zu identifizieren und im Sinne der Vorbeugung vor Erkrankung zunutzen.

Rollen der Pflegenden im Pflegeprozess sind:
- Rolle des Unbekannten
- Rolle der Hilfsperson
- Lehrerrolle
- Führungsrolle
- Stellvertreterrolle
- Beraterrolle

„Durch Ehrgeiz allein kannst du dein Ziel nicht erreichen. Du brauchst die Hilfe wissender Menschen, die wie du nach Erkenntnis lechzten und sie fanden" (Peplau 1997, S. 17).

Eine Pflegeperson befindet sich in der **Rolle des Unbekannten** oder Fremden, wenn sie dem Patienten zum ersten Mal begegnet, ihn nicht kennt. Sie sollte ihm – so Peplau – unbefangen und ohne Vorurteile gegenübertreten. Die Pflegende sollte dem Patienten höflich und als erwachsener Mensch begegnen und davon ausgehen, dass er zu Gefühlen fähig ist. Die Rolle des Unbekannten deckt sich mit dem Stadium der Identifikation.

In der **Rolle der Hilfsperson** hält die Pflegende Antworten auf die Fragen der Patienten bereit. Sie informiert über anstehende Untersuchungen, krankenhausinterne Abläufe oder gibt Auskunft über Gesundheitsfragen.

Die **Lehrerrolle** muss angepasst an das Können, Wissen und die Interessen des Patienten angelegt werden. Peplau nimmt eine Zweiteilung der Rolle vor: Sie unterscheidet eine erzieherische und in eine lernende Rolle. In ersterer ist die Pflegende eine Gebende: Sie informiert, sie antwortet auf Fragen, sie berät. In zweiterer ist die Pflegende Nehmende. Sie nimmt die Rolle der Lernenden ein. Durch die Erfahrungen mit dem Patienten sind Pflegende in der Lage, allgemeine Aussagen über das Fühlen, Denken und Handeln der Patienten abzuleiten und diese in die weitere Pflegebeziehung einfließen lassen.

In der **Führungsrolle** ist es der Pflegenden möglich, den Patienten aktiv in den Beziehungsprozess mit einzubeziehen. Sie kann ihn motivieren, seine Aufgaben zu erfüllen. Die Rolle wird im Sinne eines demokratischen Führungsstils gesehen.

Die **Stellvertreterrolle** besagt, dass die Pflegende vom Patienten nicht als Pflegende gesehen wird sondern in der Rolle einer anderen Person. Diese Gelegenheit der Übertragung kann die Pflegende nützen, die Situation zu besprechen, um eine Differenzierung zwischen der übertragenen Rolle und ihrer eigenen Person vorzunehmen. Gelingt es der Pflegenden den Patienten so zu akzeptieren wie er ist, dann bietet sich Raum für ein persönliches Wachsen des Patienten und des Pflegenden. Diese Rolle verlangt persönliche Stärke, Sensibilität und vor allem viel Erfahrung.

Pflegende sollten Kommunikationsprofis sein und über hohe soziale Kompetenz verfügen!

Die **Beraterrolle** ist die Reaktion der Pflegenden auf die geäußerten Bedürfnissen und Wünsche des Patienten. Beratung bezweckt eine Integration des Wissens und der Erfahrungen in das Leben des Patienten. Die Beratung muss so erfolgen, dass der Patient verstehen und annehmen kann was gesagt wird.

Die Beratungssituation ist durch verschiedene Annahmen gekennzeichnet (Peplau 1997, S. 225):
- Ausmaß, Qualität und Gegenstand des Gespräches hängen von der Zielsetzung, der Art der Interaktion und dem Vertrauen zwischen den Gesprächsteilnehmern ab.
- Jedes Verhalten zeichnet sich durch eine bestimmte Absicht aus und kann verstanden werden.
- Alles Verhalten ist lebensgeschichtlich zu erklären.
- Eigenes Verhalten kann nur durch die Person selbst erarbeitet werden. Außenstehende können nur Unterstützung bieten.
- Neu gelerntes Verhalten wirkt, bis es verinnerlicht ist, ungeschickt und fremd.
- In einem Experten-Klienten-Gespräch kann grundsätzlich alles besprochen, analysiert und verstanden werden.
- Das Erarbeiten und Reflektieren dieser Rollen und ihrer Bedeutung muss, so Peplau, in den Ausbildungsjahren beginnen. An die Lehrenden werden hohe Anforderungen gestellt. Reiche Erfahrungen, persönliche Reife und hohe fachliche Kompetenz sind unerlässlich.
- Die „richtige" Kommunikation mit dem Patienten ist ausschlaggebend für eine gelungene Beziehung zwischen der Pflegeperson und dem Patienten.

Peplau (1997, S. 139) nennt einige Verhaltensweisen, die Pflegende auf keinen Fall an den Tag legen sollten:
- den Patienten mit Erzählungen über das eigene Leben behelligen;
- den Patienten zum Lieblingspatienten zu erheben und dies im Arbeitsalltag erkennen lassen;
- den Patienten für kleine Aufträge ausnützen;
- bei Streitigkeiten zwischen Patienten Schiedsrichter zu spielen;
- zu reagieren, wenn Patienten sich selber herabsetzen;
- auf Abhängigkeitstendenzen wie „ich bin abhängig und hilflos" eingehen;
- das Verhalten anderer Pflegepersonen mit dem Patienten besprechen;
- sich auf eine kumpelhafte Beziehung mit dem Patienten einlassen;
- mehrdeutige Aussagen machen.

Ziel hinter allem Gesagtem ist die Entwicklung der Persönlichkeit aller Beteiligten im Beziehungsprozess. Der konstruktiven Entwicklung von Menschen im Sinne von Kreativität, Produktivität und Gemeinschaftlichkeit wird große Aufmerksamkeit geschenkt. Peplau spricht sogar von Pflege als einem Erziehungsinstrument.

> Fragetechnik: „Erzählen Sie mir …", nicht „Können Sie mir sagen, was …"

Es gilt die zwischenmenschliche Beziehungen in Form der Rollen bewusst zu machen, d. h. der Situation entsprechend Rollen therapeutisch auszufüllen, diese zu reflektieren und daraus zu „lernen". Pflegende müssen über psychotherapeutische Fähigkeiten, über Kenntnisse des Problemlösungsprozesses und Kompetenzen und Erfahrungen im Beobachten und in der Ausübung verschiedenen Kommunikationstechniken verfügen. Peplau verwendet zur Theoriebildung in erster Linie einen induktiven Ansatz; die qualitative Forschung steht im Mittelpunkt.

> „Induktives Schlussfolgern vollzieht sich […] vom Besondern zum Allgemeinen. Auf diesem Weg des logischen Denkens will man aus der Beobachtung von Einzelfällen allgemein gültige Theorien ableiten" (Mayer 2002, S. 16).

Die Pflegepraxis bietet so viel Gelegenheit zur Beobachtung, dass daraus einzigartige Pflegekonzepte abgeleitet werden können.

Zu Verdeutlichung ist im Folgenden die Entwicklung im Pflege-Patienten-Beziehungsprozess zusammenfassend dargestellt:

Tabelle 11: Entwicklung der Beziehung

Phase	Rolle der Pflegenden	Fokus	Pflegeprozess
Orientierung	Unbekannte, Hilfsperson/ Beraterin	Problemdefinition Auswahl der Pflegenden	Assessment
Identifikation	Lehrerin/Führerin	Klinische Beobachtungen/Messungen	Planung
Ausbeutung	Führerin/ Stellvertreterin, Lehrerin	Lösungsstrategien anwenden	Durchführung
Lösung	Ressource, Hilfsperson, Lehrerin	Beenden der professionellen Beziehung	Evaluation

> „Ich hoffe, daß sich die verantwortungsbewußten Schwestern und Pfleger um die nötige Zusatzausbildung bemühen werden, um der schwierigen, aber hochinteressanten Aufgabe, die uns obliegt, gewachsen zu sein" (Peplau 1997, S. 26).

5.3.4 Einordnung der Theorie von Hildegard Peplau

Fawcett: Theorie mittlerer Reichweite. Fawcett bezeichnet sie darüber hinaus als deskriptive, klassifikatorische Theorie

Marriner-Tomey: Theorien über die Zwischenmenschlichen Beziehungen
Meleis: Interaktionstheorie

5.3.5 Exemplarische Umsetzung eines Praxisbeispiels

Die Bearbeitung des Modells erfolgt wieder anhand des Beispiels in Anhang 3.

Die Phasen des Beziehungsprozesses lassen sich folgendermaßen darstellen:
- Kontaktaufnahme/Aufnahme/Einweisung
- Phase intensiver Behandlung und Betreuung
- Konvalenz und Rehabilitation
- Entlassung, Auflösung der Klient-Patienten-Beziehung

Als Klienten werden hier Frau Gassner und Herr Gassner gesehen.

Die vorgeschlagenen Diagnosen sind als Diskussionsgrundlage zu sehen. Eine genaue Einschätzung des Befindens und die endgültige Formulierung der Diagnosen sind mit Frau und Herr Gassner persönlich in einem Gespräch vorzunehmen, so die Empfehlung Peplaus.

Orientierungsphase

Die erste Begegnung zwischen Frau Gassner, ihrem Gatten und der Pflegenden dient der Aufnahme der Beziehung und der Einleitung der Datensammlung. Da die Pflegekraft die beide Personen nicht kennt, nimmt sie die Rolle der Unbekannten ein. Es ist anzunehmen, dass die erste Begegnung durch all jene Aktionen und Handlungen gekennzeichnet ist, die bei einem ersten Kennenlernen üblich sind. In der Phase der Orientierung ist es wichtig, dass sowohl Frau als auch Herr Gassner den Umfang des Pflegebedarfs von Frau Gassner und die Bedürfnisse von Herrn Gassner erkennen. Für die positive weitere Arbeit wäre die Akzeptanz der Pflegenden als professionelle Hilfe durch die das Ehepaar anzustreben. Die Pflegende hat vorurteilsfrei die Situation einzuschätzen und den Handlungsbedarf abzuleiten. Ein nicht einfaches Unterfangen, wird doch die Pflegende in ihrer Rolle als Frau mit dem Fremdgehen des Herrn Gassner konfrontiert.

> Die Frage „Was tun Pflegekräfte?" wurde durch die Frage „Wie tun Pflegekräfte, was immer sie tun?" ergänzt.

Frau Gassner spricht sehr offen über ihre Lage, Herr Gassner ist durch dieses Verhalten wahrscheinlich irritiert. Allein mit der Pflegenden, öffnet er sich und erzählt von seinen Problemen und Bedürfnissen.

Einschätzung des Pflegebedarfs/Formulieren der Diagnosen

Aufgrund der Gespräche, der Beobachtung und der Einschätzung mittels verschiedener Assessmentinstrumente wird eine möglichst genaue Einschätzung der Situation versucht. Kann die Ätiologie im Beispiel aufgrund des Texts nicht genau bestimmt werden, fehlt diese bei den formulierten Diagnosen.

Potenzielle Pflegediagnosen von Frau Gassner:

- Angst aufgrund des wachsenden Tumors;
- anfallsartige Atemnot;
- Schwäche;
- Einsamkeitsgefühle durch (räumliche und emotionale) Distanz der Freunde und Familienangehörigen;
- Gefühle der Minderwertigkeit aufgrund des Gefühls, dass sich jetzt niemand um sie kümmert;
- Gefühle der Kränkung und Verbitterung;
- Schuldgefühle;
- Gefahr von Dekubitus aufgrund von Schwäche;
- Gefahr von Infektion aufgrund von O_2-Gabe.

Die Probleme wie Krämpfe in den Extremitäten, Appetitlosigkeit, dauernde Übelkeit und Müdigkeit müssen gemeinsam mit dem behandelnden Hausarzt abgeklärt werden. Die Pflegende kann dabei eine Vermittlerrolle einnehmen. Schmerzen scheinen für Frau Gassner kein Problem zu sein, sie spricht nicht über Schmerzen und es gibt keine klinischen Zeichen für Schmerz.

Potenzielle Pflegediagnosen von Herrn Gassner:

- Mangelndes Vertrauen in die Pflegende;
- Überforderung in der Pflege seiner Gattin.

Potenzielle gemeinsame Diagnose:

- Belastete eheliche Beziehung.

Die potenziellen Diagnosen werden mit Frau und Herr Gassner besprochen (nach Wunsch mit jedem einzeln). Eine gemeinsame Ebene des Wachsens kann hergestellt werden. Ähnliche Ausgangslagen sind so gesichert. Diese Schritte leiten in die nächsten Phasen über, die sich in der Praxis häufig überschneiden.

Identifikations- und Nutzungsphase

Die Pflegende kann mehrere Rollen einnehmen: die Rolle der Lehrerin, Rolle der Führenden, die Rolle der Beraterin und die Stellvertreterrolle.

Es wird versucht, die aktive Beteiligung von Frau und Herrn Gassner im Pflegeprozess zu gewinnen. Der Pflegeplan wird erstellt, die Maßnahmen werden durchgeführt. Die Unterstützung und das Wissen der Pflegenden kann durch das Ehepaar Gassner genützt werden.

Potenzielle pflegerische Maßnahmen:

- Durch Informationen und Gespräche wird es für das Ehepaar Gassner möglich, die Probleme zu erkennen und die daraus abzuleitenden Handlungen zu verstehen;
- die Pflegende muss in ihrer Entwicklung ihre Grenzen erkennen und eventuell weitere Professionisten zur Betreuung und Behandlung heranziehen;
- über atemerleichternde Maßnahmen informieren,
- Sicherheit bei Ängsten vermitteln,
- über die Dekubitus- und Infektionsgefahr informieren und Maßnahmen zur Verhinderung erarbeiten,
- über entlastende Hilfe beraten und geeignete Möglichkeiten auswählen und
- Hilfestellung bei der Suche eines geeigneten Hospizes geben.

„Die Pflegeperson kann weder diese Reaktionen ändern noch andere Reaktionen fordern. Was sie tun kann: ihr eigenes Verhalten so steuern, dass es als Anstoß wirkt, auf den das nachfolgende Verhalten des Patienten eine Antwort ist" (Peplau 1997, S. 243).

Ablösungsphase

Die Phase der Ablösung ist durch eine gemeinsame Beendigung der Beziehung gekennzeichnet. Herr und Frau Gassner haben es geschafft, ihre Erfahrungen in die Persönlichkeit zu integrieren. Beim zweiten Treffen ist bereits eine Beziehung aufgebaut. Die Pflegende wird die Situation gemeinsam mit den Betroffenen wahrscheinlich nochmals einschätzen, eine weitere kontinuierliche Beziehung ist aufgrund des Lern- und Entwicklungsprozesses eventuell nicht mehr notwendig.

5.3.6 Analyse der Theorie anhand der Kriterien von Cormack und Reynolds

- Ist die Theorie so beschrieben, dass sie von den Pflegepraktikerinnen zweifelsfrei verstanden werden kann?

Peplaus Theorie kann unterschiedliche Betrachtungsweisen hervorrufen. Die Rollen und die Interaktionen werden von Meleis als zu wenig entwickelt angesehen. Auf der anderen Seite ist zu bedenken, dass die Rollen so authentisch wie möglich ausgefüllt werden sollten. Wie dies am besten erfolgt, ist individuell verschieden und die Modelldarstellung scheint ausreichend zu sein, um von den Praktikerinnen umgesetzt werden zu können. Voraussetzung ist, dass die Entwicklung der Praktikerinnen in der Ausbildung durch adäquate pädagogische Konzepte gefördert wurde.

> Die Interaktionstheoretikerinnen erinnern uns daran, dass die Pflegekraft ein menschliches Wesen ist, das durch Selbstreflexion zum Verständnis der eigenen Werte kommen muss.

- Ist der Anwendungsbereich der Theorie klar umrissen?

Peplau betont immer wieder die Konzentration ihres Denkens auf interaktive, intrapersonale und interpersonale Phänomene. Sie rückt die zwischenmenschlichen Beziehungen in den Mittelpunkt und betont ausdrücklich, sie könne die medizinischen Aspekte nicht erklären. Ihre Theorie beruht auf einem konkreten Einordnungsschema der zwischenmenschlichen Beziehung. Allerdings ist die Theorie nur auf Fälle ausgerichtet, in denen es eine, meist verbale, Kommunikation zwischen den Pflegenden und den Patienten geben kann. Auf komatöse, stark verwirrte Patienten ist das Modell nur eingeschränkt anwendbar. Das Modell ist nicht allgemeingültig. Um voneinander lernen zu können und zu wollen, muss die Einsicht vorhanden sein, dass man von Erfahrungen anderer profitieren kann.

- Stellt die Theorie eine Annäherung an die spezifischen Bedürfnisse von Pflege und der Pflegenden dar?

Es ist ein dynamisches Modell, das für alle geeignet ist, die daran interessiert sind, sich durch einen Beziehungsprozess weiterzuentwickeln. Allerdings kann es nicht in jeder Situation und bei jedem Patienten angewendet werden.

- Basiert die Theorie auf einer (wissenschaftlich) getesteten und akzeptierten Grundlage?

Alles was sich auf der zwischenmenschlichen Ebene abspielt, so Peplau, ist beobachtbar, mess- und analysierbar. Ihre Theorie beruht auf der klinischen Arbeit mit psychiatrischen

Patienten. Es lassen sich viele Hinweise auf empirische Absicherung finden (vgl. Fawcett 1999). Die Darstellung der Theorie und der empirischen Daten erlaubt, dass andere Wissenschaftlerinnen die Theorie verifizieren und validieren können. Sie operationalisiert ihre Begriffe. Generell kann die empirische Genauigkeit als hoch eingeschätzt werden.

- Ist die Theorie valide und reliabel?

Durch die mannigfaltige wissenschaftliche Überprüfung und die Bewährung in der Pflegepraxis erfüllt das Modell die Kriterien der Reliabilität und Validität. Geht man davon aus, dass sich Beziehungen und Werte der Gesellschaft immer wieder verändern, ist eine kontinuierliche Überprüfung empfehlenswert.

- Lässt sich die Theorie auf einen anderen Kulturkreis übertragen?

Dieser Punkt ist noch zu überprüfen, da die Theorie hauptsächlich in der so genannten westlichen Welt zum Einsatz gekommen ist.

- Liefert die Theorie einen Rahmen für die Pflegediagnostik?

Der Pflegeprozess ist gut entwickelt und bietet einen geeigneten Rahmen für die Diagnostik.

- Erlaubt die Theorie die Ableitung geeigneter Interventionen zur Optimierung des Gesundheitszustandes?

Peplaus Anspruchs ist es, Interventionen in die therapeutische Beziehung einzubringen, deren Verlässlichkeit durch die Forschung belegt ist.

- Definiert die Theorie den gewünschten Outcome einer Intervention?

Peplau würde diese Frage bejahen. Andere Autoren hegen Zweifel, da die Evaluation eines psychodynamischen Rahmens schwierig messbar ist. Über den möglichen Output sollte diskutiert werden.

- Entspricht die Theorie allgemein gültigen ethischen Richtlinien?

Das Modell fordert, dass allen Patienten bzw. Klienten Respekt und ethische Fürsorge entgegenzubringen sind.

Peplau gehört zu den Interaktionstheoretikerinnen. Diese gehen von einigen gemeinsamen Annahmen aus:

- Die Integrität des Menschen muss gewahrt bleiben.
- Menschen streben nach Selbstverwirklichung.

Die Denkschule der Interaktionisten entwickelte sich aus dem Bedürfnisansatz. Dieser beruht auf Grundlagen, die aus dem Interaktionismus, der Phänomenologie und der Existenzphilosophie stammen.

- Lebensereignisse sind unvermeidliche menschliche Erfahrungen, die zum Einreichen der nächsten Entwicklungsstufe notwendig sind.
- Die Pflegekraft kann sich menschlich nicht vom Akt der pflegerischen Fürsorge abtrennen – sie ist integraler Bestandteil von Pflege.

5.4 Psychobiographisches Pflegemodell nach Erwin Böhm

Kurzbiographie

1940	In Österreich geboren, erlernte das Handwerk eines Autospenglers
1963	Diplom der Krankenpflege
	Berufliche Tätigkeit in der Psychiatrie
1970	Abschluss zum Lehrpfleger
1974	Oberpfleger am psychiatrischen Krankenhaus in Wien
1980–1982	Pflegedienstleiter der Abteilung „Übergangspflege" am Kuratorium für psychosoziale Dienste in Wien
1985	Publikation des ersten Buches: „Krankenpflege Brücke in den Alltag"
1990	Gründung der „Österreichischen Gesellschaft für Geriatrische und Psychogeriatrische Fachkrankenpflege angewandte Pflegeforschung"
2000	Ernennung zum Professor
2001	Gründung des „Europäischen Netzwerks für Psychobiographische Pflegeforschung nach Prof. Böhm" (ENPP)

Böhm erhielt viele Auszeichnungen und Preise u. a. den Preis der Anton-Benya-Stiftung, das silberne Verdienstzeichens der Stadt Wien, den Gießner Krankenpflegepreis und den „Ehren-Lazarus".

Erwin Böhm ist ein mutiger, kreativer Denker mit scharfer Beobachtungsgabe. Sein Werdegang ist eine Erfolgsgeschichte, gekennzeichnet durch Kompetenzüberschreitungen im „Wiederholungsfall" (vgl. Luksch 2003). Böhm brachte neue Begriffe in die mitteleuropäische Pflegekultur, speziell in die Psycho-Geriatrie, ein: Re-/Aktivierende Pflege, Übergangspflege, Differenzialdiagnostischer Ausgang und Psychobiographie. Er verwendet in seinen Schriften eine Sprache, die sowohl provoziert als auch begeistert. Seine Geschichte ist beispielgebend für viele Pioniere (aus: Luksch 2003):

„Irgendwann im Jahre 1978: Gegen den Patienten NN soll ein Entmündigungsverfahren angestrebt werden. Er ist nun schon jahrelang in psychiatrischer Behandlung und gilt als hoffnungsloser Fall. Er zieht sich in seine Wahnwelt zurück und reagiert nicht auf Reize von außen. NN gilt als austherapiert, als hoffnungsloser Fall.

Für das Entmündigungsverfahren fehlen allerdings einige wichtige Papiere, die man in der Wohnung des Patienten zuhause vermutet. Der junge Oberpfleger Erwin Böhm fragt in die Runde, wer dies holen möchte, keiner reißt sich drum, also beschließt er es selbst zu tun. Als er den Patienten zufällig am Gang trifft, nimmt er ihn kurzerhand mit in die Wohnung, die dieser seit mehr als einem Jahrzehnt nicht mehr gesehen hat.

Der Patient schweigt während der ganzen Fahrt und der Pfleger wundert sich nicht darüber. Man trifft bald an der Wohnadresse ein, Pfleger Erwin parkt sein Auto, öffnet die Tür, der Patient steigt aus, kommt mit, so wie er es im Krankenhaus tut, kommentarlos, willig, leicht lenkbar aber unkommunikativ, wie es im Pflegebericht heißt. Pfleger Erwin hat den Schlüssel mit. Er öffnet die Wohnungstür und lässt NN den Vortritt.

Die Wohnung richt etwas muffig, ist verstaubt, wirkt aber aufgeräumt. Erwin denkt nach, wo die gesuchten Papiere sein könnten und fragt ohne wirklich eine Antwort zu erwarten NN: ‚Ich such Ihre Papiere, Herr N. verstehns? Das is was, wo draufsteht, wer Sie sind.'

Da nickt NN, geht zielstrebig zu einem Kleiderschrank im Schlafzimmer, öffnet diesen und entnimmt ihm eine Geige. Er setzt sie an und beginnt die Mondscheinsonate von Beethoven zu spielen. Dann sagt er zu dem völlig verdutzten Oberpfleger: ‚Das bin ich.' Und: ‚Die Papiere, die Sie suchen, finden Sie unter den Handtüchern.'

Aber Erwin Böhm braucht die Papiere von NN nicht mehr. Er nimmt sie nicht mit, als er auf seine Station zurückfährt. Und: er nimmt auch den Patienten nicht mit. Seine Überlegung: Wenn der Patient nach so langer Zeit noch die Mondscheinsonate spielen kann, hat er in einem psychiatrischen Krankenhaus nichts mehr verloren. Seinen Kollegen und den Ärzten erklärt er, NN sei geheilt. Er habe sich erlaubt, ihn zu entlassen.

Dabei verweist er auf bereits frühere von ihm angestellte, zunächst jedoch nur theoretische Überlegungen, dass der Patient in der Institution Krankenhaus, bzw. Pflegeheim andere psychische Verhaltensweisen, vor allem auf der kognitiven Ebene, aufweisen als in einem gewohnten Umfeld, die jedoch von den Medizinern als unwissenschaftlich abgetan wurden.

Zuerst glaubt man an einen Scherz, aber als Böhm diese Aktion mit anderen Patienten wiederholt, weiß man: es ist ihm ernst. Und man macht ernst: Er wird in einem Disziplinarverfahren der Kompetenzüberschreitung angeklagt. Von den Ärzten und vielen seiner Kollegen.

Nur vier andere Pflegepersonen halten zu Böhm und machen weiter: Bringen Patienten nach Hause und versuchen zu beurteilen, ob diese in ihrem gewohnten Umfeld lebensfähig sind. Nach einem Jahr haben sie – in ihrer Freizeit und auf eigene Kosten mehr als vierzig Prozent entund sich auf einen nervenzermürbenden Krieg mit den Institutionen eingelassen.

Doch Erwin Böhm weiß, was er zu tun hat: er dokumentiert peinlich genau jeden dieser Ausgänge und veröffentlicht die Ergebnisse in vor allem bundesdeutschen Fachmedien. Dort wird der Psychiater Klaus Dörner, der als einer der Initiatoren der bundesdeutschen Psychiatriereform gilt, auf Böhm aufmerksam und lädt ihn ein vor dem deutschen Fachpublikum über seine Arbeit zu referieren. Und während in Wien bereits ein zweites Disziplinarverfahren gegen ihn läuft, bekommt Böhm sogar eine Gastprofessur an der Uni Hamburg. Nun fällt auch zum ersten Mal ein neuer Begriff in der Sozialpsychiatrie: Übergangspflege.

Schließlich schaltet sich der damalige Wiener Gesundheitsstadtrat Stacher ein und lässt die Verfahren gegen Böhm niederschlagen. Und nicht nur das: 1979 wird als Modellversuch das Projekt Übergangspflege offiziell gestartet und als eigene Abteilung des neu gegründeten Psychosozialen Dienstes implementiert. Es wird ein durchschlagender Erfolg: In nur zwei Jahren werden von insgesamt vierzig Pflegepersonen 1000 (in Worten: eintausend) Patienten, hauptsächlich mit gerontopsychiatrischen Krankheitsbildern, nach Hause rehabilitiert."

5.4.1 Definition von Pflege

Böhms Modell befasst sich mit den Möglichkeiten, die Selbstpflege und Selbstfürsorge alter und verwirrter Menschen so lange wie möglich zu erhalten bzw. wiederherzustellen. In seiner beruflichen Erfahrung als Pfleger beobachtete er immer wieder, wie Pflegepersonen Alltagstätigkeiten der Patienten unreflektiert übernehmen und diese so in Abhängigkeitsverhältnisse treiben. Böhm kritisierte diese – wie er es nannte – „warm-satt-sauber-Pflege" und forderte die Pflegenden zu einer „Pflege mit der Hand in der Hosentasche" auf: Auch wenn bereits kognitive Defizite vorhanden sind, sollten verlorene Fähigkeiten mit pflegerischer Unterstützung wieder entdeckt und im täglichen Leben angewendet werden. So wie in anderen Modellen auch, ist es ein Anliegen Böhms der Pflege einen sozialpolitischen Auftrag mitzugeben: Die Pflegenden sollen ihren Blickwinkel erweitern, Pflege soll toleranter werden; Böhm fordert sich vom „Weltbild der Nächstenliebe", „der Mutterrolle" und der Vor-

Pflege muss therapeutische Pflege werden.

stellung des „glücklichen Patienten mit Vollversorgung" zu lösen (Böhm 1994, S. 28).

Die Pflegende haben sich dabei mehrere Fragen zu stellen (Böhm 1999, S. 43):
- Habe ich eigentlich ein Bedürfnis zu helfen?
- Und wenn ja – wem?
- Fühle ich mich gar (wie andere auch) berufen?
- Habe ich wenigsten eine Neigung zu helfen?
- Oder gar eine Pflegeneurose?
- Bin ich altruistisch?
- Oder bin ich gar versteckt aggressiv gegenüber Betagten?
- Bin ich meiner Mutter etwas schuldig (und pflege ich daher andere)?

Pflege soll sich von der Somatisierung und Sozialisierung seelischer Schwierigkeiten lösen und mehr zur „Seelsorge mit System" werden (Böhm 1994, S. 32). Ganzheitliche Betreuung muss das Gespräch pflegen. Die dazu notwendige, im Pflegealltag oft nicht verfügbare Zeit, soll durch das Einstellen der „pseudomedizinischen Pflege" und „Arztpflege" gewonnen werden. Die Vorstellungen Böhms sind hochpolitisch: Es geht für ihn darum sich für die Rechte alter, kranker, oft verwirrter Personen einzusetzen.

Ist-Zustand: „Grundpflege heißt, die Schwester verkörpert die Mutter und fühlt sich in der erweiterten Hausfrauenrolle wohl. Der Patriarch Arzt stellt den dominierenden Hausverstand dar. Sie befriedigt demnach vorwiegend körperliche Grundbedürfnisse, sorgt sich um die Reinhaltung der Abteilung und der Patienten" (Böhm 1994, S. 30).

5.4.2 Definition von Gesundheit und Krankheit

Böhm bezieht sich in seiner Definition von Gesundheit auf Parsons, indem er „Gesundheit als einen Zustand optimaler Leistungsfähigkeit für die wirksame Erfüllung der Rollen und Aufgaben, für die ein Mensch sozialisiert wurde" definiert (Böhm 1999, S. 45). Er geht von der Annahme aus, dass Gesundheit primär genetisch festgeschrieben ist, sekundär aber von der Person selbst gesteuert und von der Umwelt beeinflusst werden kann. Gesundheit (im Sinne seelische Gesundheit) ist alles, was normal ist, was man in einer Gesellschaft üblicherweise tut oder lässt. Normalität und Gesundheit sind somit das Ergebnis sozialer Konstruktion.

Krank zu sein heißt, nicht mehr in der Lage zu sein die dem Alter entsprechenden Aufgaben durchzuführen. Das Kranksein unterscheidet sich vom eigentlichen Begriff der Krankheit, die eine mögliche Ursache für ein solches Unvermögen sein kann. Die Gründe für ein Kranksein können vielfältig sein: Das Wertesystem zerfällt z. B. durch die Notwendigkeit, die eigene Wohnung zu verlassen, das Selbstbild geht aus verschiedenen Gründen verloren oder Unter- und Überforderungen treten auf und können durch mangelndes Coping nicht abgefangen und bearbeitet werden.

5.4.3 Aufgabe der Pflege und ihre Methoden

Jeder Mensch wird während seines Lebens durch verschiedene Ereignisse geprägt. Reaktionen, die im Alter auftreten, sieht Böhm als Ausdruck dieser „Prägungszeit". Die Verhaltensmuster, die Menschen in ihrer Verwirrtheit zeigen, hängen besonders eng mit der Prägung in der Kindheit und Jugendzeit zusammen. Das Modell Böhms geht davon aus, dass die früheren Prägungen (die ersten 25 Jahre) tiefer im Bewusstsein verankert sind und nachhaltiger unser Verhalten bestimmen als später erlernte Bewältigungsmuster (Copings). Je älter die erlernten Muster, umso länger halten sie sich im Abbauprozess.

Böhm verfolgt in der Pflege folgende grundsätzliche Zielsetzungen:

- die Wiederbelebung der Altersseele,
- die Belebung der Pflegerseele,
- die Auffassung von gesellschaftlicher Normalität durch Diskussion zu erweitern

Anhand des Regelkreises pflegewissenschaftlichen Handelns nach Böhm möchte ich das Modell näher erläutern:

Psychobiographisches Pflegemodell nach Erwin Böhm

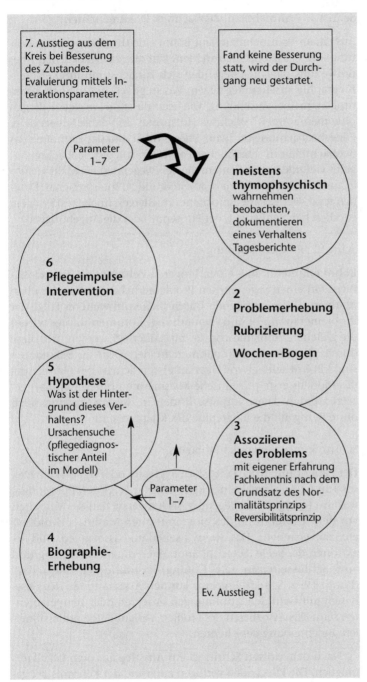

Abbildung 19: Der Regelkreis pflegewissenschaftlichen Handelns.

(aus: Böhm E.: Psychobiographisches Pflegemodell nach Böhm, Band 1. Verlag Maudrich, Wien 1999, S. 157)

Schritt 1: Wahrnehmen, Beobachten, Dokumentieren

Die Thympopsyche ist jener Anteil der Seele, der vorwiegend mit den Gefühlen zu tun hat. Sie ist zuständig für Stimmung, Befindlichkeit, Triebe und Gefühlsausbrüche.

Aus einem Wahrnehmen (laut Böhm eine thymopsychische Leistung) soll ein Beobachten werden. Um dies zu ermöglichen ist es notwendig, dass die Pflegenden sich zunächst mit ihrer eigenen Biographie auseinander setzen: Wo stehe ich mit meinen Erfahrungen, meiner Ausbildung, wie beeinflusst meine eigene Biographie meine Arbeit? Wichtige Hilfsmittel sind dabei Supervision, Pflegebeobachtung im Team, Pflegevisiten und das Festhalten des Beobachteten in schriftlicher Form. Ein solches Beobachten erlaubt Gefühle von Patienten, die bei Pflegenden ebenfalls Gefühle auslösen, adäquater zu bearbeiten und zu interpretieren. Deutlich wird, wer ein angesprochenes (niedergeschriebenes) Problem wirklich hat: der Patient, der Pflegende oder die Angehörigen.

Schritt 2: Problemerhebung

Böhm empfiehlt über einen längeren Zeitraum die Tagesdokumente in einen sogenannten Problemerhebungsbogen zu übernehmen. Die gewonnenen Daten dienen in weiterer Folge der Problemerkennung und -benennung. Kommen immer wieder die gleichen Probleme vor, so muss überlegt werden, wie diese durch pflegerische Maßnahmen in den Griff zu bekommen sind? Böhm schlägt vor, dass im ersten Schritt der Umsetzung des Modells erste pflegerische Maßnahmen (Pflegeimpulse) gesetzt werden. Diese Impulse finden in diesem Stadium noch ohne Bezug auf die Biographie des Klienten statt.

Schritt 3: Assoziieren des Problems

Der Patient tut etwas. Er ist starr, aggressiv oder hyperaktiv. Dieses Tun ist Ausdruck seines Befindens; er zeigt den Pflegenden, was ihn bewegt. Die Pflegenden sollen versuchen das Verhalten vor dem Hintergrund des biographischen Materials (Kindheit etc.) zu verstehen. „Das, was wir sehen und assoziieren, sind Reaktionen der Seele (Seelenphänomene), die meistens aufgrund von Schlüsselreizen (als Coping) konditioniert auftreten" (Böhm 1999, S. 163). Ergebnis können Assoziationen des Geschehens mit Gefühlen, Stimmungen, Affekten oder Temperamenten sein. Das Assoziieren des Problems erlaubt eine professionellere Beschreibung der Klienten.

Nach dem dritten Schritt ist ein Ausstieg aus dem Regelkreis möglich. Die Pflegenden verfügen aufgrund der Kenntnis der geschichtlichen Entwicklung des Patienten über Erklärungen zum Verhalten des Patienten. Sie sollten in die Lage versetzt werden, diese Erkenntnisse mit den Alltagsaktivitäten des Klienten in Beziehung zu setzen und alternative Pflegeformen mit ihm zu suchen. Es ist deutlich, warum jemand etwas Bestimmtes nicht tun will (etwas Bestimmtes nicht essen will oder sich lediglich am Waschbecken waschen will etc.). Dadurch verursachte Aggressionen können im vornhinein verhindert werden. Es sollte auch die Toleranzschwelle der Pflegenden erhöht werden.

Wenn Abteilungen und Pflegende sich weiter vertiefen wollen, kommt es in der nächsten Umsetzungsphase zur fachlich-professionellen Erhebung von Daten über den Klienten durch Biographiearbeit, Hypothesenbildung und vertiefende Interpretationen.

Schritt 4: Biographieerhebung

Biographiearbeit beschäftigt sich mit der persönlichen Geschichte und ist somit ein Schlüssel zum Verständnis eines Menschen. Die Psychobiographie, die seelische Lebensgeschichte einer Person, Ereignisse, die den Klienten über einen längeren Zeitraum geprägt haben, können durch Biographieerhebung herausgearbeitet werden.

Von Bedeutung sind dabei Fragen nach
- Geburtsjahr und Geburtsort,
- Jugendzeit,
- Herkunftsfamilie und Milieu (Größe, Gefüge, Beziehungen untereinander etc.),
- Interessen und Hobbys,
- speziellen emotionalen Ereignissen in der Prägungszeit,
- späteren Beziehungen und Partnerschaften und
- Lebensschicksalen

Will man die aktuellen Probleme mit der Biographie in Verbindung setzen, ist es nach Böhm erforderlich die thymopsychische Biographie zu erheben. Diese besteht vorwiegend aus:
- Stories (Geschichten des Lebens)
- Folkloresituationen (Volkswissen aus Aphorismen, Tragödien und Komödien etc.) und sich daraus ergebende
- Copings (abgeleitete Bewältigungsmuster)

Schritt 5: Hypothese. Was ist der Hintergrund dieses Verhaltens?

Die Daten der vorangegangenen Schritte werden interpretiert und zur Ableitung von „hypothetische Pflegediagnosen" genutzt, die den Status von Vermutungen haben. Weitere Fragen zur Konkretisierung sind zu stellen wie:

- Was fehlt?
- Was ist anders als früher?
- Was schafft Symptome wie Hoffnungslosigkeit, Angst etc.?
- Was geht dem Klienten ab?
- Was behindert sein Leben?
- Wodurch ist es zur Unlustbildung gekommen?

Daraus werden im nächsten Schritt Interventionen und Pflegeimpulse abgeleitet.

Schritt 6: Pflegeimpulse/Interventionen

Übergangspflege ist ein pflegerisch therapeutischer Beitrag zur Entlassung des Patienten aus dem Krankenhaus in die eigene Wohnung. Ziel ist die Vermeidung von Dekompensation und Regression.

Erst nach der genauen Pflegediagnostik ist das Setzen von pflegerischen Maßnahmen (Impulsen) sinnvoll. Pflegehandlungen, die sich klar aus der Dokumentation ableiten lassen, beruhen auf:

- ärztlicher Diagnose,
- Pflegeanamnese (Kontaktgespräch),
- Patientenstatus (somatisch, psychisch und sozial),
- differentialdiagnostischem Ausgang (besonders bei der Übergangspflege von Bedeutung) und
- Biographie des Patienten.

Unter differenzialdiagnostische Ausgang versteht man einen Ausgang dementiell veränderter Klienten aus dem Spital oder Heim in die vertraute, alte Umgebung. Der Sinn besteht im Abklären tatsächlicher Ausfälle. Pflegende sind dabei angehalten, im Wohnmilieu einen Auslöser für das zerebrale Defizit zu suchen.

„Impulse sind Maßnahmen, die psychische Seelenpflege-Prozesse auslösen sollen. […] Impulse sind Ausdruck eines möglichst umfassenden Pflegeverständnisses der Pflegepersonen. Das heißt, die Impulse hängen nicht zuletzt vom Ideenreichtum der Pflegeperson ab sowie von deren Fähigkeiten, „Besonderheiten" (= Sonderlichkeiten!) der Alten zu erkennen und zu nutzen" (Böhm 1999, S. 174).

Impulse sollen

- eine globale Verbesserung des Befindens (keine Veränderung des pathophysiologischen Status) sichern,
- eine (Re)Aktivierung (s. unten) bei Patienten mit Rückzugstendenzen aus dem sozialen Leben hervorrufen,
- eine Verringerung der Schwierigkeiten herbeiführen,
- einen symptomlindernden Prozess bei Demenz vorantreiben sowie
- ein Wiederaufleben der Altersseele ermöglichen.

Schritt 7: Neuerliches Sehen. Evaluieren

In diesem Stadium erfolgt ein neuerliches Wahrnehmen und Beobachten. Hat sich das Verhalten verändert, hat es sich verbessert, verschlechtert, ist es gleich geblieben? Ist keine Verbesserung aufgetreten ist ein weiterer Durchgang der Thesenbildung angebracht. Der Prozess ist so lange fortzusetzen bis der unter den gegebenen Voraussetzungen größtmögliche Erfolg erreicht ist. Realistisch gesehen, wird in vielen Fällen der maximal mögliche Erfolg eine Symptomlinderung sein!

Die Durchführung von therapeutischen Gesprächen zum Zwecke der Besserung, Verminderung und Verhütung von seelischen Symptomen (Desorientiertheit, Paranoia etc.) ist Aufgabe der Pflegenden. Die daraus resultierenden pflegerischen Tätigkeiten beruhen auf einem symptomspezifischen Verhalten der Pflegenden. Die individuelle seelische Prägung des Klienten ist dabei zu berücksichtigen und in die Handlung mit einzubeziehen.

Böhm verwendet den Begriff der Bedürfnispflege und spricht nicht von Bedürfnisbefriedigung. Der Bedürfnispflege bedarf es im Falle

- eines biologischen Abbauprozesses, als Präventivmaßnahme bei betagten Menschen und
- eines pathologischen Abbauprozesses.

Eine Anwendung des Pflegeprozesses, die das Selbstverständnis von Pflegenden positiv beeinflusst, ist ebenso unabdingbar wie ein klar definiertes Handlungsmuster und eine exakte Strukturierung der Arbeit, damit nicht „die Verwirrten die Verwirrten verwirren" (Böhm 1994, S. 41).

Der Begriff „Bedürfnispflege" will klarmachen, dass ein Pflegeprozess nur aufgrund von pflegerischen Diagnosen Maßnahmen rechtfertigt (vgl. Böhm 1994, S. 37).

5.2.4 Erreichbarkeitsstufen-Interaktionsstufen

Böhm entwickelte die Klassifikation von sieben Erreichbarkeitsstufen, die mit den Entwicklungsstufen innerhalb der Prägungszeit vergleichbar sind. Für die Begleitung von Patienten während ihrer Verhaltensauffälligkeit ist es von besonderer Bedeutung, das Verhalten einer der Stufen exakt zuzuordnen, um

- den Menschen auch psychisch zu erreichen,
- ihn besser zu verstehen,
- Regression zu verhindern,
- entsprechend Fördermaßnahmen anzubieten und
- (re)aktivierend eingreifen zu können

Die Einschätzung in den Interaktionsstufen nach Böhm zeigt, ob eine Aktivierung oder eine Reaktivierung des Klienten notwendig ist.

Aktivierung bedeutet die Unterstützung der Eigenverantwortlichkeit und Eigenständigkeit des Klienten durch die pflegerische Betreuung. Aktivierung setzt psychische Gesundheit voraus. Ressourcen des Patienten müssen erkannt und mobilisiert werden. Was der Patient für sich selbst machen kann, soll er auch selbst erledigen! Überfürsorglichkeit der Pflegenden wirkt der Aktivierung entgegen! Aktivierende Pflege sieht Böhm sowohl als Technik als auch als Ziel.

Reaktivierung wird bei Menschen angewendet, die unter geistigem Abbau leiden. Böhm versteht darunter Impulse zur Wiederbelebung der Alterseele. Re-aktivierende Pflege unterscheidet sich von aktivierender Pflege: Die Seele ist zu „reanimieren" und zwar vor jedem weiteren somatischen Aktivierungsschritt. Dies kann nur mittels Biographiearbeit und einer genauen Pflegediagnostik geschehen. Es werden dabei gezielt Motive, Copings und Triebe eingesetzt.

Psychobiographisches Pflegemodell nach Erwin Böhm

Interaktionsstufen*)	I Gefühlsstörungen S / P	II Psychomotorik S / p	III Formale Denkstörungen S / P	IV Inhaltliche Denkstörungen S / P	V Gedächtnis S / P	VI Orientierung S / P	VII Kontaktfähigkeit S / P
Aktivieren 1 Sozialisation, Resozialisation	Normal, adäquates Verhalten ❶	Extrovertiert / Introvertiert ❶	Kognitiv ungestört / Kognitiv ungestört ❶	Normal / Wahnstimmung ❶	Normal / Erste Beschwerden über Vergesslichkeit ❶	Ungestört / Leicht unsicher ❶	Ungestört / Gut, wenn die individuelle Prägung berücksichtigt wird ❶
Re-Aktivieren 2 Mutterwitz (je Region)	Neigt zu Euphorie / Traurig, verstimmt ❷	Eher beweglich / Eher unbeweglich ❷	Ersatzhandlungen, Scheinanpassungen ❷	Auffas. u. Anpas. an neue Situationen ❷	Die subjektiven Beschwerden über Vergesslichkeit nehmen zu, z.B. verlegte Gegenstände, leichte Wortfindungsstörungen ❷	Orientierungsstörungen vor allem nachts ❷	Bestimmt selbst, wann er/sie Kontakt haben möchte ❷
Re-Aktivieren 3 Seelische, soziale Grundbedürfnisse Normalitätsprinzip 1900–1925	Fordernd, maßlos manisch / Angstlich, klagend, jammernd ❸	Motorisch, unruhig, gespannt / Still, steif ❸	Flucht aus Realität. Rückgriff auf Bewältigungsverhalten aus der guten alten Zeit ❸	Querulantische Wahnstimmung / Hypochondrische Wahnstimmung ❸	Störungen des Kurzzeitgedächtnisses. Konzentrationsprobleme Wortfindungsstörungen verläuft sich in fremder Umgebung ❸	Unsicher, sucht Hilfe ❸	Kommt von selbst, wenn es langweilig wird ❸
Re-Aktivieren 4 Prägung, Ich-Wichtigkeit (Aphorismen, Sprüche der Region; Arbeiter, Bürger etc. Was macht mich wichtig? Was erregt mich?	Läppisch, murrisch, übertrieben optimistisch / Starkes Misstrauen, übertrieben, pessimistisch ❹	Übertrieben affektiert, theatralisch / Ausdruckslos rigide ❹	Kritikunfähig / Kontabulierend ❹	Ungerechtfertigte Todesangst / Krankheitswahn ❹		Entweder zeitlich oder örtlich oder persönlich desorientiert ❹	Lässt passiv Kontakt zu ❹
Re-Aktivieren 5 Pathologische Denk	Kritiklos, ungehemmt emotional unruhig / Schuldgefühle, stark problematisierend ❺	Pathologische Antriebssteigerung, starke Unruhe / Pathologische Antriebsminderung, Zähflüssigkeit ❺	Denkvermehrung ❺	Schuldwahn und Versündigungswahn ❺	Wichtige Informationen, z.B. Name der Enkel, eigene Schule usw. gehen verloren, zunehmende Desorientierung ❺	Desorientiert auf zwei Ebenen ❺	Bevorzugt Kontakte mit Extravertierten ❺
Re-Aktivieren 6	Stark euphorisch, Fluchttendenz, Freiheitsdrang, verbal aggressiv ❻ / Stark uneinsichtig, Verarmungsideen, hoffnungslos ❻	Entwickelt nonverbale Signalsprache / Wort- und Sprachlosigkeit ❻	Ideenflucht, Akakulie / Denkhemmung ❻	Delirant Wahn / Vergiftungswahn ❻	Name der engsten Bezugsperson kann nicht mehr erinnert werden, autobiographische Erinnerungen nur noch bruchstückhaft, Langzeitgedächtnis schwer gestört ❻	Desorientiert auf drei Ebenen ❻	Nur noch nonverbale Kontaktmöglichkeiten, nach Daheimgefühl, Signalsprache ❻
Re-Aktivieren 7 Urkommunikation, Elan vital Niedere Antriebe	Manisch, Zornmanie / Suizide, depressiv ❼	produziert sinnlosen Wortsalat / Kaum noch Lebenszeichen, Stupor ❼	Denken nicht mehr möglich ❼	Delirium, Verwirrtheit / Sommolenz ❼	Alle Gedächtnisfunktionen sind vollkommen zerstört ❼	Nicht mehr erreichbar, versteht die Welt nicht mehr ❼	Urkommunikativ bis Ablehnung, Willenlosigkeit ❼
Re-Aktivieren pathologisch		Aktivieren biologisch					

*) auch Erreichbarkeitsstufen oder Abbaustufen genannt
S = sympathikoton, P = parasympathikoton

Abbildung 20: Psychogeriatrische Einschätzung – Interaktionsstufen nach Erwin Böhm

(aus: Böhm E.: Psychobiographisches Pflegemodell nach Böhm, Band 1. Verlag Maudrich, Wien 1999, S. 182–183)

Stufe 1: (Re)Sozialisation

Stufe 1 entspricht der Erwachsenen-Stufe. Unter Sozialisation ist ein lebenslanges Lernen zu verstehen, das dazu dient sich kontinuierlich in der Gesellschaft zu behaupten. Ist eine Anpassung an die Umwelt nicht mehr möglich wird der Mensch auffällig. Das Bild seiner Person passt nicht mehr in das Hier und Jetzt. Will man dem Klienten auf dieser Stufe begegnen, so müssen Pflegende herausfinden, welche Prägungen durch Familie und Umgebung (primäre Sozialisation), durch Kindergarten und Schule (sekundäre Sozialisation) und durch das Berufsleben (tertiäre Sozialisation) stattgefunden haben. Dem Klienten auf der Sozialisationsstufe zu begegnen, in der er sich gerade befindet (und die in seinem Verhalten sichtbar ist), schafft Vertrauen und Sicherheit, denn „Sozialisationsakte sind eingespielte, immer widerkehrende Muster" (Böhm 1999, S. 184). Sind Patienten auf dieser Stufe nicht zu erreichen, versucht man auf der zweiten Stufe Kontakt herzustellen.

Stufe 2: Mutterwitz

Die Stufe 2 entspricht der Entwicklungsstufe von Jugendlichen. Böhm verwendet für Mutterwitz auch die Begriffe „Schmäh", „Gag" oder „angeborener Humor". Humor wird als therapeutisches Element eingesetzt. Sich in der Sprache der jeweiligen Klienten auszudrücken ist wichtig für ein wechselseitiges Verständnis: Professionelle Fachsprache ist ebenso verfehlt wie in Hochdeutsch zu kommunizieren, wenn es sich um einen Patienten handelt, der in seinem Leben ausschließlich Dialekt gesprochen hat. Es stellen sich damit hohe Ansprüche an die Pflegenden und an das Management, das Pflegende in diesem Sinne einsetzen soll.

Stufe 3: Seelisch, soziale Grundbedürfnisse

In den Stufen 1 und 2 versteht der Klient das gesprochene Wort der Pflegenden. In einem solchen Fall kann mit aktivierender Pflege betreut werden. Weitet sich die Demenz aus, fällt der Klient in eine tiefere Schicht der Erinnerung zurück. Ab der Stufe 3, die einem Lebensalter von 6–12 Jahren entspricht, kann dann nur mehr mittels reaktivierender Pflege „wiederbelebt" werden.

Stufe 4: Prägungen

Diese Stufe entspricht ungefähr dem 3.–6. Lebensjahr. Das was einem Kind in diesem Alter zugemutet werden kann, können die betreuende Personen auch dem Patienten zumuten. Hier setzen psychoanalytische und lerntheoretische Erklärungsversuche ein. Prägungen sind erlernte, sich wiederholende, eingespielte Verhaltensnormen. Sie umfassen Rituale, die uns Sicherheit vermitteln und sind je nach Generation unterschiedlich.

Stufe 5: höhere (An)Triebe

Stufe 5 entspricht ebenfalls der Altersstufe von 3–6 Jahren. Lebenssinngebung kann auf unterschiedlichen Triebniveaus stattfinden. Die Reaktivierung vor allem seelischer Triebe wie der Triebe nach Geltung, Schönheit und Macht spielen in diesem Stadium eine Rolle. Fördern durch Fordern lautet das Motto. Beispielsweise kann dies durch ein Mitgestalten der Pflege erfolgen. Die Reaktionen der Patienten signalisieren der Pflegeperson, ob die Anforderungen den Fähigkeiten des Klienten gerecht werden und somit zielführend sind.

Stufe 6: Intuition

Die Stufe 6 entspricht der Stufe zwischen Säugling und Kleinkind. Anale und orale Phase sind von großer Bedeutung. Die Fähigkeiten des rationalen und analytischen Denkens sind verlorengegangen. Dennoch kann der Patient seine Situation erfassen. Er erlebt sich selbst und seine Umwelt aber intuitiv und kann seine Erlebnisse nicht mehr reflektieren. Intuition, die Fähigkeit sich in Menschen und Situationen hineinzuversetzen, wird zur wichtigen Methode der Pflege

Stufe 7: Urkommunikation

Die emotionale Erreichbarkeit entspricht der auf der Stufe des Säuglings. Auch die körperlichen Möglichkeiten sind auf dieses Stadium beschränkt. „Die Basisstimulierung ist ‚geschichtlich' zu sehen, es ist ein großer Unterschied, ob ein Säugling in eine optimistische oder pessimistische Familienstruktur hineingewachsen ist" (Böhm 1999, S. 192). Der Patient kann auf die Ausstrahlung der pflegenden Person positiv reagieren, wenn ihm diese vertraut erscheint. Die Pflege ist hier aufgefordert, bewusst psychische Anreize durch verstärken Einsatz der Psychomotorik zu bieten.

5.2.5 Einordnung der Theorie

Erwin Böhm: Ergebnisorientiertes Modell, Psychobiographisches Pflegemodell

Ich selbst würde es aufgrund der Breite des Ansatzes und der gesetzten Schwerpunkte als ein systemorientiertes Kommunikationsmodell bezeichnen.

5.2.6 Exemplarische Umsetzung eines Praxisbeispiels

Prozessbeschreibung auf der Basis einer Pflegearbeit mit Schwerpunkt reaktivierender Pflege (bearbeitet von Alfred Höller, Pflegeberater)

Fr. R. (in weiterer Folge R.) ist seit ca. 6 Wochen Bewohnerin eines Pflegeheimes.

Beschreibung des Verlaufsprozesses von R. ins Pflegeheim: Sie wurde vor ca. 7 Wochen von einer ihrer beiden Töchter in der Wohnung am Boden liegend, vorgefunden. Da R. über massive Schmerzen im Bereich der Hüfte klagte, verständigte die Tochter die Rettung, die sie ins Krankenhaus einlieferte. Nach einer Röntgenaufnahme stellte sich heraus, dass es sich „lediglich" um eine Prellung der Hüfte handelte.

Das Problem, das R.s Situation jedoch im Krankenhaus zu dominieren begann, war eine akute Desorientiertheit speziell in örtlicher Hinsicht.

Durch Gespräche mit den beiden Töchtern konnte in Erfahrung gebracht werden, dass R. in der letzten Zeit schon öfters (mindestens fünfmal im letzten Monat nach Aussage der Töchter) gestürzt war. Die Töchter sahen sich in der Folge mit der Betreuungsaufgabe ihrer Mutter überfordert . Diese Überforderung war letztendlich auch der entscheidende Grund, warum R. ins Pflegeheim transferiert wurde.

Kurze Beschreibung des Verhaltens von R. im Pflegeheim seit der Aufnahme vor ca. 6 Wochen: Die örtliche Desorientiertheit, die schon im Krankenhaus beschrieben wurde, verbesserte sich in weiter unten genauer beschriebener Weise.

Der Pflegedokumentation konnte ich entnehmen, dass R. nur nach mehrmaliger Aufforderung durch Pflegepersonen dazu zu bewegen war am Morgen aufzustehen. Gleiches Verhalten ist von den Pflegepersonen auch in den Aktivitäten Waschen und Kleiden dokumentiert.

Am ersten Tag meiner Pflegearbeit mit R. bestätigt sich das dokumentierte Verhalten. Neben den Pflegeleistungen im Zusammenhang mit dem Aufstehen, der Körperpflege und dem Kleiden, war am frühen Vormittag auch die Begleitung (Führung) von R. zu einem bestimmten Stuhl im Gang der Station.

Durch den Transfer vom Zimmer auf diesen Stuhl im Gang konnte ich eine Ressource im Bereich der örtlichen Orientierungsfähigkeit beobachten: Nachdem sich die Pflegeperson von R. verabschiedet hatte und sich wieder einer anderen Arbeit zuwendete, stand R auf und ging zielgerichtet zurück in ihr Zimmer, um sich dort in ihr Bett zu legen.

Um eine Zufälligkeit ihrer Handlung auszuschließen, wollte ich wissen, ob R. dies auch ein zweites Mal in der oben beschriebenen Form tun würde. Nach ca. ½ Stunde bat ich sie aufzustehen und mit mir auf den Gang zu ihrem Stuhl zu gehen. R. kam meiner Bitte nach, ließ sich beim Aufstehen aus dem Bett helfen und folgte mir. Beim Stuhl angekommen verabschiedete ich mich und ging ins Dienstzimmer, von dem ich beobachten konnte, wie sich R. weiter verhielt.

Ich konnte beobachten, wie sie nach ca. 5 Minuten aus dem Sessel aufstand, in ihr Zimmer ging und sich wieder in ihr Bett legte. Weiters konnte ich sehen, dass R. auf ihrem Weg kein einziges Mal in Sturzgefahr kam.

Hypothesenformulierung aufgebaut auf meine Beobachtungen:
Wenn R. die Fähigkeit besitzt, den Weg vom Stuhl auf dem Gang zurück in ihr Zimmer und dort in ihr Bett zu finden (= Neuzeitgedächtnisleistung), dann besitzt sie auch die Fähigkeit sich in dem Gemeindebau zurecht zu finden, in dem sie seit 62 Jahren wohnt.

- Wenn R. orientiert ist, sinkt das Sturzrisiko, weil
  – Desorientiertheit Angst macht;
  – Angst die Desorientiertheit steigert;
  – eine (gesteigerte) Desorientiertheit unsicher macht;
  – Unsicherheit das Verletzungs- Sturzrisiko steigert und
  – dem Betroffenen den Zugriff auf den Einsatz vorhandener Ressourcen verwehrt. Im Fall von R. auf Ressourcen im Bereich ihrer Mobilität.
- Wenn R. in ihrer Wohnung die beschriebenen notwendigen Rahmenbedingungen vorfindet wird es ihr möglich sein, ihre Mobilitätsressourcen zu reaktivieren.

Maßnahme zur Hypothesenbestätigung: Als Maßnahme wählte ich den differentialdiagnostischen Ausgang. Da die beiden Töchter für den weiteren Betreuungsverlauf von R. eine wesentliche Rolle spielen sollten, bat ich sie teilzunehmen. Eine der beiden Töchter konnte meiner Bitte nachkommen.

Beobachtungen während des Differentialdiagnostischen Ausganges, den ich in Begleitung zweier Pflegepersonen der Station durchführte:

- R. beginnt bereits einige 100 m vor Erreichen des Einganges der Wohnhausanlage mit der Wegbeschreibung als Hilfestellung für den Chauffeur des Wagens.
- R. geht mit dem Rollator vom Gehsteig vor der Wohnhausanlage zur Stiege, über die man ihre Wohnung im 3. Stock erreicht.
- R. ruft den Lift und fährt mit diesem in den 3. Stock.
- R. öffnet die Lifttüre, lässt den Rollator im Lift zurück, geht zielgerichtet zur Wohnungstüre, sperrt diese selbständig auf und betritt ihre Wohnung.
- R. lädt uns ein, in die Wohnung zu kommen.
- R. geht in das Wohnzimmer, bittet uns ihr nachzukommen und bietet uns einen Platz an.
- Da es in der Wohnung kühl ist, steht R. nach kurzer Zeit auf, geht vom Wohnzimmer ins Schlafzimmer, öffnet den Kasten, nimmt sich aus diesem eine Weste und zieht sie an.
- R. schließt die Kastentüre und kommt zurück ins Wohnzimmer um sich wieder zu uns zu setzten.

Während des beschriebenen Ablaufes ist R. kein einziges Mal in Sturzgefahr. Da ein Sturz jedoch nie ausgeschlossen werden kann und bei R. mit hoher Wahrscheinlichkeit auch wieder passieren wird, möchte ich wissen, ob sie es schafft vom Boden liegend wieder aufzustehen.

Zu diesem Zweck lege ich R. nach ihrer Einwilligung flach auf den Boden und ersuche sie ohne Hilfe aufzustehen. Sie kann dabei alle für sie erreichbaren Hilfsmittel zum Einsatz bringen. R. dreht sich aus der Seitenlage in die Bauchlage und richtet sich so auf, dass sie auf allen Vieren am Boden krabbeln kann. Nun krabbelt sie zu einem in der Ecke des Wohnzimmers stehenden Schemel, stützt sich ab, steht auf und geht zurück an den Sessel, von dem aus der Versuch gestartet wurde.

Alle Anwesenden sprechen R. ihre Anerkennung aus und freuen sich mit ihr. Die Tochter ist von der Leistungsfähigkeit und Leistungsbereitschaft ihrer Mutter so überrascht, dass sie vor Freude zu weinen beginnt.

Ergebnis: R. kann in ihrer Wohnung das Verletzungsrisiko auf einem Niveau halten, das es der Tochter erlaubt einer Rückführung in die Wohnung zuzustimmen.

Geleistete Reaktivierungspflege: Schaffung von Rahmenbedingungen, unter denen R. die Reaktivierung notwendiger Ressourcen zur Steigerung der Mobilität und Wiedererlangung der Orientierung gelingen.

Im Detail:

- Die Pflegeperson versucht durch die Rückkehr in die Wohnung bei R. Emotionen auszulösen und R. ein Milieu zu schaffen, in dem sie einen Sinn in der Anstrengung erkennen kann. Viktor Frankl betrachtet den Willen zum Sinn als Energiequelle unseres Tuns.
- Für R. ist es offensichtlich sinnvoll auf der Station soviel Energie frei zu machen, dass sie wieder ins Bett gelangen kann.
- Für R. ist es auf der Station nicht sinnvoll Energie in das Aufstehen, Waschen und Kleiden zu investieren.
- In dem Moment in dem sie uns bittet in die Wohnung zu kommen und Platz zu nehmen, reaktiviert R. die Frau, die kompetent den Haushalt führt und sich zurechtfindet.
- Sie reaktiviert die Frau, die den Sinn der Anstrengung in die Wohnung zu gelangen, sich in der Wohnung zu bewegen und dort vom Boden aufzustehen erkennen kann.
- Sie reaktiviert die Frau, die eine Persönlichkeit ist, die ihr Leben bis jetzt gemeistert hat und unter den gegebenen Rahmenbedingungen auch wieder meistern kann.

5.2.7 Analyse des Modells anhand der Kriterien von Cormack und Reynolds

- Ist das Modell so beschrieben, dass es von den Pflegepraktikerinnen zweifelsfrei verstanden werden kann?
  Böhm sieht die Pflege mit vielen Defiziten behaftet. Pflegende, die seine Arbeiten lesen, mögen sich durch seine oft provozierende und wertende Sprache angegriffen fühlen. Es besteht auch die Gefahr die Ausführungen Böhms missverständlich zu interpretieren. Begriffe wie Mutterwitz, Urkommunikation oder sekundäre Sozialisation werden in seinem Modell nicht einheitlich verwendet; bisweilen werden „Slangausdrücke" bzw. umgangssprachliche Wörter den Begriffen gleichgesetzt. So wird z. B. Mutterwitz auch als „Gag" oder „Schmäh" bezeichnet. Böhms Abhandlungen wirken durch das Einbringen vieler eigener Erfahrungen gepaart mit Gedanken zu Geschichte und Philosophie oft unstrukturiert und schwer nachvollziehbar.
  So wie ein Verstehen des (verwirrten) Patienten aus seiner Biographie heraus notwendig ist, wird das Modell besser verständlich, wenn der Kontext in dem dieses Modell gereift ist, erkannt wird.

- Ist der Anwendungsbereich des Modells klar umrissen?
Böhms Modell bezieht sich klar auf den alten Klienten/Patienten, der von altersbedingten oder auch pathologischen kognitiven Abbauprozessen betroffen ist. Das Erhalten bzw. Wiederfinden der Alterseele ist das oberste Anliegen.
Die Anwendung des Modells verlangt große persönliche Reife und großes Reflexionsvermögen der Pflegenden. Finden wir Personen mit solchen Eigenschaften überhaupt vor? Sind die heute Pflegenden fähig, Defizite kommunikativer und persönlicher Art überhaupt in der Weise zu bearbeiten, wie sie das Modell vorgibt?

- Stellt das Modell eine Annäherung an die spezifischen Bedürfnisse von Pflege und der Pflegenden dar?
Böhm zeigt mögliche Wege der Identifikation mit den Bedürfnissen der Klienten auf. Vorausgesetzt wird allerdings, dass die Pflegeperson in der Lage und willens ist sich in der Sprache des Klienten auszudrücken. Da die persönlichen Verhaltensmuster und die Möglichkeiten das Verhalten anderer zu verstehen, das Ergebnis individueller Sozialisationsprozesse sind, können Personen, die ähnlich sozialisiert sind, sich leichter verstehen und einander hilfreich unter die Arme greifen als solche, die unterschiedlichen sozialisiert wurden (und eine andere Sprache sprechen, auch wenn diese Deutsch ist). Aufgrund von Böhms Ausführungen können die Bedürfnisse von Pflegenden und Gepflegten gut nachvollzogen werden.

- Basiert das Modell auf einer (wissenschaftlich) getesteten und akzeptierten Grundlage?
Böhm bezeichnet sein Modell als pflegewissenschaftliche Systemtheorie. „Das heißt, daß ich mich [...] nicht mit der Grundsatznomenklatur der Pflegewissenschaften beschäftigen werde, sondern ein fertiges, in die Praxis umsetzbares Ergebnis [...] vorstellen möchte" (Böhm 1999, S. 18). Er betont, dass wissenschaftliche Aussagen über ein Lebenswerk niemals absolute Gesetze sein können (Böhm 1994).
Böhm legt Wert darauf, Elemente seines Modells (z. B. warum bestimmte Diagnosen gestellt werden) erforscht zu haben. Allerdings gibt es keine nachvollziehbaren Angaben zur Methodik. Sicherlich hat er viele Erklärungen aus einem seichen Erfahrungsschatz, der auf einer genauen Beobachtungsgabe beruht, logisch abgeleitet. Eine wirkliche wissenschaftli-

che Fundierung phänomenologisch-hermeneutischer oder positivistischer Art ist jedoch nicht zu erkennen. Böhm betont selbst, dass er als Laie nicht primär der Wissenschaft verpflichtet sei (Böhm, 1999, S. 58).

- Ist das Modell valide und reliabel?
  Das Modell hat sich in der Praxis bewährt. Das zeigen die vielen aus dem Heim in die eigene Wohnumgebung entlassene Patienten. Validität und Reliabilität können also unterstellt werden.

- Lässt sich das Modell auf einen anderen Kulturkreis übertragen?
  Grundsätzlich kann die Frage kann mit Ja beantwortet werden, wenn angenommen wird, dass der Ablauf der Persönlichkeitsentwicklung in verschiedenen Kulturen vergleichbar ist. Es sollte allerdings geklärt werden, welche Pflegekultur in einzelnen Kulturkreisen herrscht und ob die Belebung der Alterseele ähnlich stattfinden kann.

- Liefert das Modell einen Rahmen für die Pflegediagnostik?
  Das Modell liefert einen Rahmen für die Pflegediagnostik. Allerdings müssen sich die Pflegenden diesen Rahmen selbst erarbeiten. Es sind auch die strukturellen Voraussetzungen zu schaffen, die ein Diagnostizieren nach Böhm erlauben. Das Management ist gefordert durch Personal- und Organisationsentwicklung dies für die Zukunft zu ermöglichen.

- Befähigt das Modell zur Ableitung geeigneter Interventionen zur Optimierung des Gesundheitszustandes?
  Das Modell befähigt, abhängig vom Ausmaß der Ressourcen des Klienten, den Gesundheitszustand zu optimieren.

- Definiert das Modell den gewünschten Outcome einer Intervention?
  Der Outcome ist schwer zu benennen. Wie kann sich die Wiederbelebung der Alterseele wirklich belegen lassen. Viele Outcomekomponenten sind subjektiv. Solche gilt es in Zukunft im Sinne der besseren Transparenz von Pflegeleistung zu objektivieren und zu operationalisieren. Allerdings wird sich die Gesellschaft auch daran gewöhnen müssen, dass sich nicht jeder spürbare Betreuungserfolg in Zahlen ausdrücken lässt.

- Entspricht das Modell allgemein gültigen ethischen Richtlinien?

Böhm sieht Ethik im Zusammenhang mit der Berufsausübung. Er glaubt, dass sich in einem nachchristlichen Zeitalter die Sinnfrage neu stellt. Es sei notwendig durch eine veränderte Berufsidentität neuen „Sinn" zu gestalten. Die Durchführung von Pflegediagnosen, die heute ohnehin vorgeschrieben ist, sowie die Überleitungspflege würde Sinn in der Arbeit entstehen lassen. Böhm appelliert eine neue Haltung in der Ethik einzunehmen und falsch verstandener Rituale über Bord zu werfen.

Weiterführende Literatur zu Betty Neuman

Hinds C.: Personal and contextual factors predicting patients´ reported quality of life: exploring congruency with Betty Neumans´s assumptions. Journal of Advanced Nursing, 15, 1990, S. 456–462

Neuman B.: Das System Modell. Lambertus, Freiburg i. B. 1998

Neuman B.: The systems concept an nursing. In: Neuman .B.: The Neuman systems model: Application to nursing education and practice, S. 3–7. Appleton-Century-Crofts, Norwalk 1982

Ross M., Bourbonnais F: The Betty Neuman systems model in nursing practice: a case study approach. In: Journal of Advanced Nursing, 10, 1985, S. 199–207

Schrader J.: Inwieweit erfaßt „The Neuman Systems Model" subjektive Gesundheits- und Krankheitskonzepte?. Projektgruppe Subjektive Gesundheits- und Krankheitskonzepte. Die Kunst der patientenorientierten Pflege. Mabuse, Frankfurt a. M. 1997

Internet: http://www.neumansystemsmodel.com/NSMdocs/nsmbib1.htm

Weiterführende Literatur zu Martha Rogers

Barrett E.: Visions of Rogers´ science-based nursing. National League for Nursing, New York 1990

Cowling W.: Unitary Knowing in Nursing Practice. Nursing Science Quarterly, 6, 1993, S. 201 ff

Hosking P.: Utilizing Rogers´Theory of Self-Concept in mental health nursing. Journal of Advanced Nursing, 18, 1993, S. 980–984

Mason, T., A critical review of the use of Rogers`model within a special hospital: a single case study. In: Journal of Advanced Nursing, 1990, 15, Oxford, Blackwell Science, 130–141

Rogers M.: Theoretische Grundlagen der Pflege. Eine Einführung. Lambertus, Freiburg i. B. 1997

Weiterführende Literatur zu Hildegard Peplau

Aggleton P., Chalmers H.: Peplau's development model. Nursing Times, 86 (2), 1990, S. 38–40

Gastmans C.: Interpersonal relations in nursing: a philosophical-ethical analysis of the work of Hildegard E. Peplau. Journal of Advanced Nursing, 28, 1998, S. 1312–1319

Hüsken W.: Peplau: Krankheit als Lernchance. Krankenpflege/soins infirmiers, 1997, 3, 20–21

Kellnhauser E.. Primary Nursing und die Interaktionstheorie von Hildegard Peplau. Die Schwester/der Pfleger, 1998, 8, S. 633–638

Peplau H.: Interpersonal Relations in Nursing. Putnam, New York 1952

Peplau H.: Zwischenmenschliche Beziehungen in der Pflege. Ausgewählte Werke. Huber, Bern 1997

Peplau H.: Interpersonale Beziehungen in der psychiatrischen Pflege. In: Schaeffer D., Moers M., Steppe H., Meleis A.: Pflegetheorien. Huber, Bern, Göttingen, Toronto, Seattle 1997

Peplau H.: Interpersonale Beziehungen in der Pflege. Ein konzeptueller Rahmen für eine psychodynamische Pflege. Recom, Basel 1995

Roth-Langhorst H.: Persönlichkeitsentwicklung als zentrale Aufgabe. Altenpflege, 1, 1998

Simpson H.: Pflege nach Peplau. Band 3. Lambertus, Freiburg i. Br. 1997

Weiterführende Literatur zu Erwin Böhm

Böhm E.: Verwirrt nicht die Verwirrten. Psychiatrie Verlag, Bonn 1988

Böhm E.: Alte verstehen. Psychiatrie Verlag, Bonn 1991

Böhm E.: Pflegediagnosen nach Böhm. 4. Aufl. Recom, Basel 1994

Böhm E.: Psychobiographisches Pflegemodell nach Böhm. Wilhelm Maudrich, Wien 1999

6 Theorie- und Wissensanwendung in der Pflegepraxis

Es gibt vielfältige Aussagen zur Implementierung von Forschungsergebnissen der Pflegewissenschaft in die Praxis. Diese beziehen sich meist auf Theorien mittlerer Reichweite. Der Einsatz von Konzeptuellen Modellen bzw. Globalen Theorien ist in der Literatur viel seltener belegt. Dies hängt wohl mit der Schwierigkeit zusammen, diese in die tägliche Praxis einzubringen. In meinen Ausführungen konzentriere ich mich deshalb auch auf die Strategien der Umsetzung von wissenschaftlichen Erkenntnissen. Ich gehe davon aus, dass die Umsetzung von Pflegetheorien in die Praxis ähnlich wie bei der Anwendung von Ergebnissen aus der empirischen Forschung erfolgen kann.

Zum Thema der Anwendung finden sich in der Literatur eine Vielzahl oft synonym gebrauchter Begriffe, wodurch eine klare terminologische Abgrenzung schwierig ist. Beispiele hierfür sind Anwendung (application), Aufnahme (absorption), Implementierung (implication), Nutzung (utilization), Übertragung (dissemination) und Verbreitung (diffusion) (vgl. Burns/Grove 1999; Closs/Cheater 1994; Estabrooks 1999; Fawcett 1998; Meleis 1999; Polit/Hungler 1997; Rodgers/Kafl 2000; Rodgers 2000; Trindler/Reynolds 2000).

Pflegetheorien nehmen kaum Einfluss auf die Praxis!

Es gibt viele Untersuchungen die zeigen, dass Ergebnisse aus der Forschung so gut wie nicht in die Praxis transferiert werden und daher kaum Einfluss auf den Praxisalltag nehmen (vgl. Horsley 1985; Neander 1989; Walsh/Ford 1996). Diese Aussage trifft erst recht auf die Implementierung und Anwendung komplexerer Modelle und Theorien zu. Viele Theoretikerinnen und ihre Studenten haben den Versuch unternommen, Konzepte aus ihren Modelle in der Praxis zu testen. Doch nirgends ist es über einen längeren Zeitraum zufriedenstellend gelungen, diese als theoretische Grundlage pflegerischen Handelns, als theoretisches bzw. philosophisches Gerüst zu etablieren. Warum dies so ist, darauf wird in Kapitel 7 eingegangen.

Einige Untersuchungen geben allerdings Auskunft über den Gebrauch von Theorien in wissenschaftlichen Arbeiten. Es werden auszugsweise zwei vorgestellt:

Silva (1986) beschrieb in einer Analyse von 62 empirischen Arbeiten, in denen Bezug auf die Theorien von Johnson, Orem,

Roy, Rogers und Newman genommen wurde, drei Arten der Anwendung von Pflegetheorien in der Forschung:

1. Die minimalen Anwendungen
    Der theoretische Rahmen für die Forschung wird zwar benannt, spielt dann aber in der konkreten Forschungsarbeit keine tragende Rolle. Diese Vorgehensweise täuscht vor, dass man sich mit Theorie beschäftigt und diese getestet hat. 24 von 62 Arbeiten fielen in diese Kategorie.
2. Die insuffiziente Anwendung
    Die Theorien werden für die Beschreibung des organisatorischen Rahmens wie das Strukturieren und Entwickeln von Forschungsinstrumenten herangezogen. Die Theorie wird nicht getestet. Es wird unterstellt, Theorien erfüllten die Kriterien von Validität und Praxistauglichkeit. Sie werden als „wahr" angenommen und nicht weiter hinterfragt. Verzerrte Ergebnissen und fehlerhafte Interpretationen können die Folge sein. 29 von 62 Arbeiten fielen in diese Kategorie.
3. Die adäquate Anwendung
    Die Theorie wird getestet. Hypothesen aus testbaren Theoremen werden erstellt und einer Überprüfung unterzogen. Es können Aussagen zu den Gütekriterien gewonnen werden. Nur 9 der 62 Arbeiten fielen in diese Kategorie.

Folgt man den Ausführungen von Silva können wir erst dann von einer gültigen Theorie sprechen, wenn die Gültigkeit empirisch überprüft wurde. Die Anlehnung an das positivistische Paradigma ist unübersehbar. Silva selbst versucht diesem Dogmatismus auszuweichen, indem er weitere Strategien diskutiert, durch die Theorien ebenfalls verifiziert werden können:

- Verifikation durch kritische Begründung,
- Verifikation durch Beschreibung persönlicher Erfahrung und
- Verifikation durch Anwendung in der Praxis, ein Anspruch der mehr und mehr Eingang in die wissenschaftliche Diskussion findet

Eine weitere Untersuchung stammt von Moody et al. (1988). Die Gruppe analysierte die theoretische Grundlage von 720 Forschungsartikeln. Um theoretische Zusammenhänge bewerten zu können, entwickelten die Forscher ein 52 Punkte umfassendes Instrument:

Abbildung 21: Analyseinstrument zur Evaluation der theoretischen Zusammenhänge in Forschungsberichten

(aus: Spearman et al. 1997, S. 88)

Keine Angaben
1. Ebene Theorie nur genannt (keine Zusammenhänge)
2. Ebene Konzepte der Theorie mit Forschungsfragen oder Hypothesen verbunden
3. Ebene Gebrauch der Theorie als organisatorischer Rahmen für die Datenerhebung
4. Ebene Überprüfung der Aussagen einer Theorie zu den konzeptionellen Zusammenhängen

Auch hier sind die Resultate eher ernüchternd: Es wird so gut wie kein Bezug auf Theorie genommen:

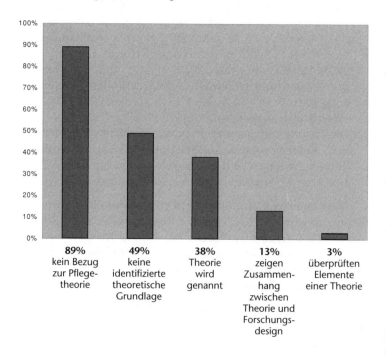

89% kein Bezug zur Pflegetheorie
49% keine identifizierte theoretische Grundlage
38% Theorie wird genannt
13% zeigen Zusammenhang zwischen Theorie und Forschungsdesign
3% überprüften Elemente einer Theorie

Am häufigsten verwendete Theorien: Orem, Rogers, Roy (Moody et al. 1988)

Es gibt dennoch eine positive Entwicklung zu verzeichnen. In der von Moody et al. (1988) überprüften Zeitspanne von neun Jahren zeigte sich ein zunehmender Bezug zu Theorien. Die Steigerungsraten liegen zwischen 5 % und 13 %.

Die Ursachen für die „sparsame" Theoriediskussion in der Literatur und den mangelnden Transfer von Theorie in die Praxis sind vielfältig.

6.1 Rahmenbedingungen für gelebte Theorie- und Wissensanwendung in der Praxis

6.1.1 Institutionelle und gesellschaftliche Voraussetzungen:

Effizienzsteigerung, Patientenorientierung und Outcome-Perspektive sind heute die Megatrends im Gesundheitswesen (vgl. Schrappe 2003). Gute Qualität zu möglichst niedrigen Kosten; dieses Ziel ist den Berufsgruppen nicht mehr fremd. Die Angehörigen der Gesundheitsberufe wissen wenig über die Qualitätsansprüche und Wünsche der zukünftigen Nutzer von Gesundheitsleistungen. Wie sehen diese aus? Decken sich die Anforderungen der potenziellen Kunden mit den Vorstellungen der Professionals? Welche Meinung vertritt die Politik? Wichtige Fragen, die sich daraus ergeben, sind:

Anspruch: Bestmögliche Qualität zu möglichst niedrigen Kosten.

- Wer sind unsere Kunden?
- Welche Wünsche haben Kunden an welche Berufsgruppe?
- Welche Vorstellungen haben Kunden bezüglich der zu erbringenden Gesundheitsleistung?
- Welche (Berufs)Gruppe übernimmt welche Gesundheitsleistungen?
- Welche Kosten entstehen und von wem werden diese getragen?

> Der Theorie- und Wissenstransfer im Gesundheitswesen ist im Wesentlichen abhängig von den formalen Qualifikationen einer Berufsgruppe und dem damit verbunden Empowerment.

Empowerment ist die Macht, um zu ... (vgl. King 1981)

Auch wenn einzelne Berufsgruppen über einen speziellen, von ihnen selbst entwickelten Wissenspool verfügen, ist es bedeutsam, über offene Zugänge zur Umsetzung in die Praxis zu verfügen. Zu bestimmen, welches Wissen für die Kunden Priorität genießt und in welchem Ausmaß es eingeführt werden darf, ist eine Frage der Machtverhältnisse unter den Berufsgruppen im Gesundheitswesen (und dies obwohl das Berufsgesetz klare Formulierungen aufweist). Über Empowerment zu verfügen, ist eng an das Bildungssystem einer Gesellschaft gekoppelt.

> Berufe mit höherer formaler Bildung werden mit größerer gesellschaftlicher Verantwortung ausgestattet. Die Bildungslandschaft eines Landes nimmt somit Einfluss auf die Transfermöglichkeiten von (neuen) Wissensaspekten in das Praxisumfeld.

Institutionalisierter Theorie- und Wissenstransfer ist an speziell ausgewählte Personen geknüpft, die in die Praxis integriert, durch das Management beauftragt sind und über spezielles Know-how verfügen. Diese Personen haben den konkreten Auftrag, sich

- ein sachgemäßes Bild von der Situation zu machen. Dies bedeutet sich einen ersten Eindruck von der Situation zu verschaffen und diese im Lichte von Theorien zu beleuchten.
- eine geeignete Theorie für die Situation bzw. die Struktur des Unternehmens auszuwählen.
- eine passende Art und Weise zu wählen, mit der Situation umzugehen. Über die ausgewählte Theorie wird festgestellt, welche wichtigen Ziele und Werte verwirklicht werden sollen und wie diese verwirklicht werden können.

Diese Funktionen werden von Praxisanleiterinnen, Pflegeberaterinnen, Pflegeexpertinnen und Clinical Nurses eingenommen. Voraussetzung ist, das Management erkennt den Nutzen dieser Gruppe und schafft den institutionellen Rahmen, damit der Wissenstransfer mehr als ein Zufallsprodukt organisatorischer Gegebenheiten sein kann. Das Implementieren der Rahmenbedingungen umfasst:

- Schaffen einer geeigneten Organisationsstruktur;
- Festlegen interner Qualitätsstandards (Fach- und Organisationsstandards);
- klare Zielvorgaben formulieren;
- Vorbildfunktion leben;
- transparente, realistische Leitbilder gemeinsam in einem Unternehmen entwickeln;
- Zugriff auf Wissen schaffen.

Es darf auf keinen Fall passieren, dass aufgrund einer Bestimmung theoriegeleitet gehandelt werden muss und Patienten „in eine Theorie gepresst" werden. Was einem Patienten gut und hilfreich erscheint, muss nicht mit dem übereinstimmen, was die Theorie empfiehlt. Es ist entscheidend, das Pflegende erkennen, wann Theorie und wann der Patient Priorität genießen muss. Pflegekompetenz und persönliche Kompetenz von Betreuenden ist dabei unabdingbar (vgl. Abschnitt. 6.1.2).

Stärken und Schwächen von Modellen und Theorien müssen in realen Pflegesituationen überprüft werden. Wenn sich zeigt, dass eine in Anwendung befindliche Theorie die Pflegequalität nicht günstig beeinflusst, muss sie aufgegeben werden. Dies gilt auch, wenn der Aufwand für die Qualitätssicherung gemessen am erreichten Output unverhältnismäßig ist. Nicht zuletzt ist es eine Entscheidung der Gesellschaft, welche Prioritäten in der Gesundheitsbetreuung zu setzen sind und ob Pflege sich gegebenenfalls anders zu orientieren hat.

Übung abseits vom Einsatzgebiet der Theorie ist akademische Spielerei.

Qualität ist mit Kosten verbunden.

6.1.2 Persönliche Voraussetzungen der Pflegenden

Eine der wichtigsten Voraussetzung für die Umsetzung und Anwendung von Modellen und Theorien, ist die verfügbare persönliche Kompetenz. Kompetenz nach Kirkevold (2002) ist die Fähigkeit etwas zu tun. Sie ist eng an die Aufgabe geknüpft, die ausgeführt werden soll und entwickelt sich, wobei kognitive, soziale und persönliche Aspekte eine Rolle spielen sind (vgl. Bandura 1990).

Es ist heute relativ unklar, wie relevantes Wissen ausgewählt wird.

Es gibt verschiedene Formen der Kompetenz:
- Theoretische Kompetenz
- Praktische Kompetenz
- Ethische Kompetenz

Theoretische Kompetenz beruht auf einem abstrakten, allgemeinen und intersubjektiven theoretischen Wissen:

> Theoretisches Wissen bezeichnet relativ stabile, beobachtbare Zusammenhänge, die zwischen den Phänomenen der Wirklichkeit existieren.

Durch theoretisches Wissen können die Zusammenhänge zwischen Phänomenen beschrieben und erklärt werden. Diese werden in einer Sprache formuliert, die so präzise und so eindeutig wie möglich sein sollte (Fachsprache). Theoretisches Wissen ist schriftlich festgehalten und wird somit für alle an diesem Wissen Interessierten zugänglich. Theoretisches Wissen hat öffentlichen Charakter! Es ist personenunabhängig. Benner (1997) bezeichnet theoretisches Wissen als ein „Was-Wissen", das formale Aussagen über Wechselwirkungen (aber auch Kausalzusammenhänge) zwischen Ereignissen beinhaltet. Als Beispiel hierfür wird das Wissen über den Zusammenhang von Manipulation an einem Katheter und Infektionsrisiko genannt.

Eng mit der theoretischen Kompetenz hängt Reflexion zusammen. Reflexion meint zurückstrahlen, widerspiegeln, zurückwerfen. Reflexion ist ein Innehalten, um sich etwas aus der Entfernung anzusehen. Reflektieren als Teil pflegerischer Aufgabe ausgehend von unseren Erfahrungen führt dazu, Wesensähnlichkeiten und Wesensverschiedenheiten von Pflegephänomenen und –situationen zu erkennen, im Pflegealltag einzuordnen und Entscheidungen daraus abzuleiten.

> **Praktische Kompetenz** beinhaltet ein konkretes, spezielles Wissen, das subjektiv und geschichtlich bedingt ist.

Ein solches Wissen hängt mit bestimmten Erlebnissen und Ereignissen zusammen und ist an eine Person gebunden. Im Gegensatz zum „Was-Wissen" ist es ein „Wie-Wissen" (Benner 1997). Es kann direkt durch konkretes Handeln in einer bestimmten Situation gewonnen werden. Eine für die Patienten und die Pflegenden hygienisch optimale Katheterversorgung kann lediglich durch häufiges Tun gesichert bzw. geübt werden. Konkrete Erlebnisse werden „gesammelt", die gewonnenen Erkenntnisse daraus können auf ähnliche Situationen angewendet werden.

Entscheidungen müssen auf ethischer Grundlage getroffen werden:

> **Ethische Kompetenz** ist die Fähigkeit, moralische Werte und Normen sowohl in der Theorie als auch in die Praxis geltend zu machen.

Die Implementierung bzw. Benützung von theoretischen Erkenntnissen erfordert Qualifikationen, die mit den Begriffen **Beurteilungs- und Anwendungskompetenz** erfasst werden können. Ich sehe hier Parallelen zur Anwendung empirischer Forschungsergebnisse in der Praxis, wie sie von Kirkevold (2002) beschrieben wird.

Die **Beurteilungskompetenz** ist für ein Einschätzen vorhandener Wissensbestände und die Auswahl von Wissen für eine Anwendung in der Praxis notwendig. Die Pflegenden sollten dabei über folgendes Know-how verfügen:
- Wissenschaftliche Modelle/Theorien „lesen" und verstehen;
- Wissen kritisch beurteilen;
- Wissen signifikant einschätzen.

Die **Anwendungskompetenz** erlaubt Wissen in ein Praxisumfeld einzuführen und zu nutzen. Sie umfasst:
- Auswahl relevanter Modelle und Theorien in Bezug auf die vorliegende Situation;
- Deuten der Situation anhand des Modells oder der Theorie;
- Entwickeln von Handlungen und Verfahrensweisen ausgehend von der wissenschaftlichen Erkenntnis.

Kompetenz, welcher Art auch immer, ist stets das Resultat eines persönlichen Erfahrungsprozesses. Wissen muss in das Denken der Person integriert und zum bewusst oder unbewusst eingesetzten Instrument der Alltagsbewältigung werden.

Kompetenz ist internalisiertes Wissen.

Kompetenz setzt ein regelmäßiges Training im Alltag voraus:

Kompetenz ist persönlich, da sie in das Verstehensmuster und das Denken einer Person integriert ist.

> Die Anwendung von Wissen muss in konkreten Situationen geübt werden!

Der Einsatz von Kompetenz hängt eng mit dem Glauben an die eigenen Fähigkeiten zusammen. Vertrauen in sich selbst macht Mut Wissen umzusetzen. Ebenso sollte Wissen in hohem Maße die Form von kognitiven und emotionalen Fertigkeiten haben.

Cormack und Reynolds (1992) vertreten die Ansicht, dass die Fähigkeit zu analytischem Denken eine Voraussetzung für Wissenstransfer darstellt. Auch wenn Theorien, wie von ihnen gefordert, leicht verständlich formuliert werden, erfordert doch die praktische Anwendung ein beträchtliches intellektuelles Potenzial. Kritisches Bewerten und Reflektieren sind Basisqualifikationen im Umgang mit Theorien. Pflegende mit „full intellectual access" (Cormack/Reynolds 1992, S. 1474) sind angehalten, Originalarbeiten von Theoretikerinnen zu studieren, um Fehlinterpretationen durch „Übersetzer" und Dolmetscher zu entgehen – ein sehr hoher Anspruch folgende Forschungsergebnisse beweisen.

Klaus-Dieter Neander (1989, S. 299) hat in einer Studie nach der Umsetzung von Pflegeforschungsergebnissen gefragt. Die Resultate, obwohl schon einige Zeit zurückliegend, sind ernüchternd: 70 %, das entspricht 662 Befragten, hatten keine Kenntnisse über entsprechende Forschungsergebnisse. Luckenbill-Brett (1987) hat für die USA, ein Land mit jahrzehntelanger Forschungstradition, eine ähnliche Erhebung an 216 diplomierten Pflegekräften (Registered Nurses) durchgeführt. Die Ergebnisse lauteten:

- 70 % haben Kenntnisse über Forschungsbefunde,
- 58 % sind vom Wert der Ergebnisse überzeugt,
- 33 % implementieren gelegentlich Forschungsergebnisse und lediglich
- 28 % implementieren immer Forschungsergebnisse in die Praxis.

Gründe, warum Pflegende Wissen über Modelle und Theorien nicht anwenden, sind:

- unklare Vorstellungen über theoretisches Wissen und dessen Zweck;
- unklare Vorstellungen, was Pflegewissen auszeichnet und welche theoretischen Erkenntnisse für die Praxis nützlich sein können;
- mangelnde Rahmenbedingungen für die Anwendung theoretischen Wissens;
- mangelndes Interesse der Pflegenden Theorien anzuwenden;
- mangelnde Praxisrelevanz von Theorien;
- die aus den Theorien entwickelten Erkenntnisse sind zu abstrakt und allgemein, um in konkreten Praxissituationen anwendbar zu sein (vgl. Kapitel 7).

6.2 Modelle der Wissensanwendung

6.2.1 WICHEN-Modell

Das WICHEN-Modell wurde nach durchführenden Organisation benannt (Western (Interstate Commission) Council on Higher Education on Nursing). Krueger, Nelson und Wolanin (1978, vgl.: Stetler 2003) definierten die Anwendung von – im Speziellen auf Forschung basierendem – Wissen allgemein als *„the use of findings"* mit dem Ziel, neue Erkenntnisse zu verbreiten und gezielt Veränderungen umzusetzen. Die dafür gesondert im Rahmen eines Lernprogramms ausgebildeten Pflegenden agierten als Change Agents. Sie stellten erfolgreich das Bindeglied zwischen Theorie und Praxis her und übernahmen die Verantwortung für das Gelingen der Umsetzung. Workshops, Beratungen und ausgearbeitete Konzepte zur Implementierung der neuen Erkenntnisse waren wichtige unterstützende Instrumente des Umsetzungsprozesses. Die Erfahrungen mit der Umsetzung des Anwendungsmodells waren dennoch überraschend: Es war zu beobachten, dass die Benutzer zusehends Einfluss auf den Gesamtprozess nahmen. Dadurch veränderte sich die Wissensanwendung im Verlauf des Projektes. Forschungsgestütztes Wissen wurde mit Erfahrungswissen, das nicht auf Forschung basierte, kombiniert. Es kam zu einer Neueinschätzung des theoretischen Rahmens durch die Pflegenden selbst. Offensichtlich gab die Kombination von Neuem und Vertrautem mehr Sicherheit in der täglichen Praxis. Weiters war zu beobachten, dass es den Pflegenden schwer fiel, ihr Wissen gezielt anzuwenden (vgl. Kirkevold 2002). Unter anderem lag dies daran, dass die Probleme der betreuten Personen nicht ausreichend berücksichtigt wurden. Diese Erkenntnisse führen nochmals auf die am Beginn des Kapitels formulierten Fragen zurück. Welche Ursachen sind für die Schwierigkeiten verantwortlich? Eine genaue Klärung ist für eine gezielte Reaktion im jeweiligen Anwendungsfeld notwendig.

Viele Gruppen entwickelten WICHEN weiter und adaptierten dieses Modell für die Bedürfnisse ihres Arbeitsgebietes. Die Ergebnisse dieser Arbeit reichen von ausformulierten Standardpflegeplänen bis hin zur „experimentellen" Umsetzung und Evaluation des WICHEN-Modells.

6.2.2 NCAST-Modell

Ziel des NCAST (Nursing Child Assessment Satellite Training, 1976–1985) der Universität Washington war es, Wissen schnell und wirksam zu verbreiten und in Anwendung zu bringen. Die Ausstrahlung von Vorlesungen mit und ohne direkter Interaktion zwischen Unterweisenden und Lernenden wurde erprobt. Das Modell gliederte sich in mehrere Phasen, in denen verschiedene Schwerpunkte gesetzt wurden:

- Konzentration auf Interesse und Wissen im Beurteilungsverfahren in der Pflege;
- Konzentration auf die Verbesserung der Fertigkeiten der Pflegenden;
- Konzentration auf die Anwendung standardisierter Protokolle;
- Konzentration auf das Übersetzen und Übertragen von Wissen und Fertigkeiten.

Den Anwendern und „Empfängern" dieses Modells wurde unterstellt, über Wissen zu verfügen bzw. auf Wissen zugreifen zu können, wobei dies voraussetzt, dass die Fähigkeit vorhanden ist, über die Relevanz von Wissen zu entscheiden (deswegen waren auch die Projektleiter daran interessiert, die „richtigen" Teilnehmer für dieses Projekt zu rekrutieren). In der letzten Phase des Projektes kam man allerdings davon ab. Es wurde dann versucht, direkt auf das Verhalten einzuwirken.

Die Hauptverantwortung lag in diesem Modell beim Forscher (im Projekt in der Rolle des Unterrichtenden) – eine aus heutiger Sicht problematisch Vorgehensweise.

6.2.3 CURN-Modell

Im CURN-Modell (Conduct and Utilization of Research in Nursing), entwickelt von Horsely, Crane und Pyingly (1978), wurde die Verantwortung über die Anwendung von forschungsgestütztem Wissen zwischen Forschern und Praktikern aufgeteilt: Die Forscher hatten die Aufgabe, wissenschaftliche Kriterien zur Auswahl der Forschung und Gestaltung der Protokolle zu erstellen. Die in der Praxis Tätigen mussten das von den Forschern entwickelte Produkt systematisch, nach forschungsadäquaten

Kriterien in Anwendung bringen. Dafür war eine Teilnahme der Praktiker an regelmäßigen Workshops notwendig. Das Team konzentrierte sich in erster Linie auf die Methodik der Forschung und auf wichtige organisatorische Rahmenbedingungen. Die Ausführenden von Pflege standen nicht im Zentrum des Interesses.

Ein Vergleich der drei besprochenen Modelle ist in der folgenden Tabelle zusammengestellt:

Tabelle 12: Modellvergleich

	WICHEN	NCAST	CURN
Theoret. Rahmen	Problemlösung; Gepl. Änderung.	Verbreitung; Ausbildung	Verbreitung von Problemlösungen; Gepl. Änderungen
Verständnis der Wissensanwendung	aktiv/instrum.	aktiv/instrum.	aktiv/konzeptuell/instrum.
Zweck	Änderung der Praxis	Vermehrung des Wissen; Änderung der Praxis	Änderung der Praxis
Anwendungsebenen	Praktiker	Praktiker	Organisation
Hauptverantwortliche	Forscher/Lehrer	Forscher/Lehrer	Forscher/Praktiker

Übung:
Benennen und diskutieren Sie das Stetler/Marram-Modell (Internet: http://classes.kumc.edu/son/nrsg754/CSmith/Article/Diane/concept.htlml., 16.6.2003)

6.3 Die Bedeutung von Wissensmanagement für die Implementierung theoretisch-wissenschaftlicher Erkenntnisse

Welche Bedeutung Wissen in einem Unternehmen zugeschrieben wird und wie dieses Wissen „gepflegt" wird, ist abhängig von der Organisationskultur. Wissen, das die Mitarbeiter mitbringen, Wissen, das Mitarbeiter sich neu aneignen und weitergeben sowie Weiterbildungsmöglichkeiten in einem Unternehmen nehmen ebenso Einfluss auf die Organisationskultur wie glaubhafte Vorbilder, die zur Nachahmung motivieren und sich innovativ und zielstrebig ins Unternehmen einbringen.

Wissen = Erfolg

Die Fähigkeit mit Wissen in einem Unternehmen geschickt umzugehen, ist heute geradezu ein Erfolgsfaktor. Wissensmanagement bezeichnet „[...] die Gesamtheit aller Konzepte, Strategien und Methoden zur Schaffung einer ‚intelligenten', also lernenden Organisation" (Reimann-Rothmeier et al. 2001, S. 18). Dies gilt zumindest für Profitorganisationen. Im Nonprofitbereich, dem zum Großteil das Gesundheitswesen angehört, ist der zielgerichtete Umgang mit der Ressource Wissen immer noch selten. Die gewachsenen, oft starr bürokratischen Strukturen, die durch große Hierarchieunterschiede gekennzeichnet sind, lassen die Umsetzung neuer Erkenntnisse allzu oft „im Sand versickern".

Wissen bedeutet, Informationen zu haben, diese zu verstehen und sie in Handlung umzusetzen.

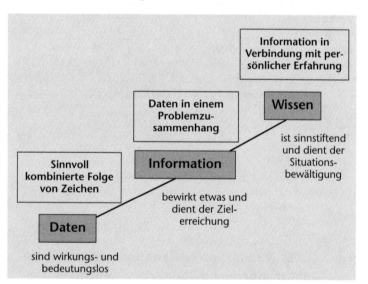

Abbildung 22: Wissensmanagement lernen

(aus: Reimann-Rothmeier, Mandl, Erlach, Neubauer: Wissensmanagement. Ein Leitfaden zur Gestaltung von Workshops und zum Selbstlernen. Beltz 2001, S. 16)

Im Diagramm ist die Unterscheidung von Daten, Information und Wissen dargestellt (vgl. Willke 1998; Reinmann-Rothmeier et al. 2001; Bodendorf 2003).

Daten sind eine Abfolge aus Beobachtungen in Form konstruierter Zeichen. Was wir in Form von Daten „sehen" können, hängt von den Instrumenten und Verfahren der Beobachtung ab. Wichtige Instrumente der Beobachtung sind Theorien, Konzepte, Ideen aber auch Überzeugungen und Vorurteile. Ein Datum muss kodiert werden. Kodierungen lassen sich in Form von

Zahlen, von Wörtern (Sprache) oder in Form von Bildern durchführen. Ein solches Datum ist z. B. der Zahlencode eines Beobachtungsprotokolls. Das Aussehen einer Kathetereinstichstelle könnte folgendermaßen kodiert sein:

Einstichstelle o.B. Code 1
Einstichstelle gerötet Code 2
Einstichstelle verkrustet Code 3

Informationen sind Daten in einem Problemzusammenhang. Durch die Einbindung in einen Kontext erhalten Daten Relevanz. Zum Beispiel kann von Information gesprochen werden, wenn das Aussehen einer Kathetereinstichstelle in Zusammenhang mit einer katheterassoziierten Infektion gestellt wird.

In einen Erfahrungskontext eingebundene Informationen werden zum **Wissen** einer Person. Wissen ist notwendiger Bestandteil eines zweckorientierten Prozesses. Wird eine Kathetersepsis vermieden, indem aufgrund von Erfahrung gezielt Beobachtungen gemacht und Maßnahmen gesetzt werden, handelt es sich um die Verwendung von Wissen. Die verschiedenen Wissensarten müssen in einer Person integriert werden, um auf das Handeln Einfluss nehmen zu können. Die Anwendung von Pflegewissen hilft nicht nur individuelles Leid zu lindern, sie ist auch auf der Ebene von Institutionen von Bedeutung: So profitiert vom gezielten Vermeiden von Infektionen nicht nur der Patient, sondern es wird auch seine Aufenthaltsdauer in einer Krankenanstalt verringert. Der Einsatz von Pflegewissen kann also u. a. auch helfen Kosten zu reduzieren.

Fragen zum Wissensbedarf in einem Unternehmen sind (vgl. Willke 1998):
- Welches Wissen ist für die Erfüllung welcher Aufgaben erforderlich?
- Wie wird Wissen im Unternehmen generiert?
- Welche Ressourcen sind vorhanden und wie können diese genutzt werden?

Das Management eines Unternehmens entscheidet über das verfügbare Wissen durch gezielte Personalauswahl und -entwicklung. Die Geschäftsführung entscheidet auch in welchem Ausmaß, welches Wissen wo zum Tragen kommen soll. Es bestimmt die Verknüpfung von Wissen und trägt Verantwortung für die Evaluation des eingesetzten Wissens.

Wissen ist für Individuen und für Organisationen bedeutungsgerechte, sinnstiftende Information!

Wissen in einem Unternehmen ist zu einem Großteil nicht sichtbar. Es muss identifiziert und priorisiert werden. Für alle sichtbares, gut identifizierbares Wissen kann bewusst, leicht und gezielt im Unternehmen „verteilt" werden.

Wissensmanagement umfasst Strategien, die es ermöglichen in einem Unternehmen vorhandenes Wissen bewusst im Sinne der Unternehmensziele einzusetzen. Wissensmanagement ist somit der institutionelle Rahmen für die Umsetzung von Wissen im Sinne einer Optimierung von Prozessen, Strukturen und Ergebnissen.

Damit dies gelingen kann, muss Wissen in Wissensnutzung umgesetzt werden:

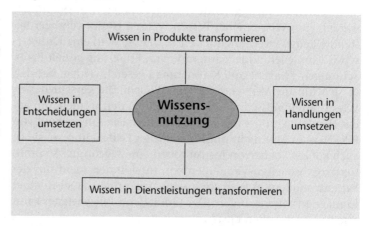

Abbildung 23: Prozesse der Wissensnutzung

(aus: Reimann-Rothmeier, Mandl, Erlach, Neubauer: Wissensmanagement. Ein Leitfaden zur Gestaltung von Workshops und zum Selbstlernen. Beltz 2001, S. 39)

„Wissensanwendung ist, wenn das Wissen zur persönlichen Kompetenz geworden ist" (Kirkevold 2002, S. 36)

Erfolgreiches Wissensmanagement setzt das Bemühen und den Willen jedes Einzelnen und der Organisation als Ganzes voraus, Wissen zur Bewältigung von Alltags- und Berufssituationen mit dem Ziel der Effizienzsteigerung anzuwenden.

6.4 Die Bedeutung von EBN (Evidence based Nursing) im Theorietransfer

EBN ist seit 1999 in der deutschsprachigen Pflegelandschaft ein Thema. Das ursprüngliche Konzept basiert auf der Entwicklung kanadischer Mediziner. Das medizinische Pendant nennt sich Evidence Based Medicine (EBM).

Kurz kann EBN als gegenstandsspezifische Konkretisierung eines Problemlösungsprozesses anhand wissenschaftlicher Kriterien verstanden werden. EBN ist ein auf wissenschaftlicher Grundlage basierendes Konzept für die Pflege und dient der rationalen Entscheidungsfindung beim Einsatz pflegerischer Maßnahmen in Übereinstimmung mit der klinischen Forschung.

Der Prozess läuft in verschiedenen Stufen ab und kann folgendermaßen dargestellt werden:
1. Formulierung einer klinisch relevanten Frage: Diese soll datenbankgestützt sein und nach Validität, Relevanz und klinischer Anwendbarkeit bewertet weden. Die Einbeziehung des Patienten in die Auswahl der Intervention soll gesichert sein.
2. Literaturrecherche zur besten Evidenz: Unterstützung durch EDV;
3. Kritische Bewertung des Ergebnisses der Literaturrecherche durch Überprüfung der Validität, der Relevanz und der Anwendbarkeit;
4. Treffen einer individuell angepassten Intervention in Abstimmung mit dem Patienten;
5. Anwendung der ausgewählten Erkenntnisse: Optimierungsprozess/Durchführung von Veränderungen;
6. Evaluation der (optimierten) Anwendung.

Eine Entscheidung über den Einsatz des Wissens wird aufgrund der persönlichen klinischen Erfahrung unter Einbeziehung der Patientenwünsche und -bedürfnisse sowie auf Basis der besten verfügbaren Beweisbarkeit/Evidenz getroffen.

Die Beweisbarkeit kann mittels eines hierarchisch konzipierten Kategorienschemas eingeschätzt werden. Die Entwürfe von Gray, von Gyatt und der University of New York werden dargestellt (vgl. Mayer 2002, S. 233):

Hierarchie nach Gray (1997) – absteigende Evidenz:
- Experiment: kontrolliert, randomisiert;
- Experiment: nicht randomisierte Kohortenstudien, Verlaufsstudien, Fallstudien, Kontrollstudien;
- kein Experiment, Studien mehrerer Forschungsgruppen;
- Meinungen von Experten, deskriptive Studien.

Hierarchie nach Gyatt (1995) – absteigende Evidenz:
- Randomisierte kontrollierte Studien mit definitiven Ergebnissen; randomisierte kontrollierte Studien mit nicht definitiven Ergebnissen;

- Kohortenstudien;
- Fallkontrollstudien;
- Überkreuzstudien;
- Fallberichte.

Hierarchie nach University of York – absteigende Evidenz:

- Experimente: randomisiert, kontrolliert; pseudorandomisiert kontrolliert; nicht randomisiert, kontrolliert;
- Kohortenstudien;
- Meinungen von Experten, deskriptive Studien, Berichte von Expertenkommissionen.

Viele Wissenschaftlerinnen kritisieren diese starre Schemata, weil ihnen eine stark positivistische Haltung zu Wissenschaft zugrunde liegt. Es würde eine Pflege nach „Schema F" „gezüchtet", die sowohl die wichtige individuellen Komponenten und auch die so genannten „Softkomponenten" der Pflege zum Verschwinden bringe. Dies sei in einer Pflege, die von Beziehungsprozessen ebenso bestimmt wird wie von fundiertem Wissen nicht haltbar! Zudem sei die qualitative Forschung unterbewertet! Und gerade diese ist für eine Beschreibung des Gegenstandes Pflege von besonderer Bedeutung. Ein Ausweg könnte hier darin bestehen, Erkenntnisse, wie es die Grounded Theory vorschlägt, qualitativ, in intensiver Auseinandersetzung mit einem konkreten Gegenstand zu entwickeln. Mayer (2003, S. 15) schlägt als ersten Schritt für eine Öffnung der Wissenschaftsdiskussion vor „[...] den Buchstaben ‚E' durch ‚R' zu ersetzen". RBN, ein „research based nursing", könne uns von der naturwissenschaftlichen Zwangsjacke befreien.

Bei der Grounded Theory handelt es sich um ein qualitatives Verfahren, das Theorien über Phänomene aus der (Pflege-)Praxis zu entwickeln versucht.

Trotz aller berechtigter Kritik ist EBN ein wichtiges Instrument qualitätsüberprüfenden Erkenntniseinsatzes. EBN sollte auch im Sinne neuer, der EU-Empfehlung (2002) entsprechender Richtlinien zur Erstellung von Guidelines vermehrt Einzug in die Entwicklung und Anwendung von klinischen Standards, Pflegeskalen aller Art und in die Fachsprache halten.

EBN ist nicht generell auf Modelle und Theorien anwendbar, sondern auf Theorien mittlerer Reichweite beschränkt. Ein research based nursing hingegen, könnte ein wertvolles Instrument für die Implementierung von Theorien und Modellen im Allgemeinen sein.

EBN warum?
- Professionalität
- Effizienzsteigerung
- Effektivitätskontrolle

Der Einsatz von EBN bedarf ebenso wie das Bemühen um den Einsatz von Theorien und Modellen gewisser Grundvoraussetzungen:

- berufliches Selbstverständnis, die Pflege ständig zu verbessern;
- berufliches Selbstverständnis, in der Pflege auch kognitive Arbeit zu sehen;
- kontinuierliche Forschung und ein Voranschreiten der Akademisierung;
- technische Voraussetzungen wie Zugang zu Datenbanken und Internet und Know-how dieses zu nutzen.

Fragen zur Vertiefung

Es ist auf verschiedene Gründe zurückzuführen, ob eine Theorie in der Praxis umgesetzt wird oder nicht.

- Nennen Sie institutionelle und persönliche Gründe für eine Theorietransfer in die Praxis;
- Nennen Sie verschieden Definitionen von Kompetenz und diskutieren Sie deren notwendigen Einsatz im Gesundheitswesen;
- Diskutieren Sie eines der genannten Umsetzungsmodelle und versuchen Sie ein Modell/eine Theorieimplementierung daraus abzuleiten;
- Beschreiben Sie Wissensmanagement in eigenen Worten;
- Diskutieren Sie die Bedeutung von Wissensmanagement für die Theorieanwendung;
- Beschreiben Sie EBN in eigenen Worten;
- Diskutieren Sie die Bedeutung von EBN für die Theorieanwendung.

7 Kritik an den Theorien

In diesem Kapitel werden die häufigsten Kritikpunkte an Pflegetheorien und -modellen besprochen. Da diese zum Großteil aus den USA stammen und die wenigen europäischen Modelle auf die jüngere Zeit zurückgehen, bezieht sich die Kritik in erster Linie auf die klassischen Arbeiten aus den USA. Zudem nenne ich Verbindendes unter den Theorien/Modellen und schneide einige wichtige Voraussetzungen des Theorieverständnisses unter Pflegenden an.

Nach der anfänglichen Euphorie über die in erster Linie aus den USA stammenden Pflegetheorien, folgte eine Phase der Ernüchterung. Bei kritischer Betrachtung der Schlüsselbegriffe stellten sich einige – im Speziellen von der Pflege als wertvoll erachtete Ansätze – als Seifenblasen heraus.

> Ganz generell wird an den klassischen Theorien und Modellen der Pflegewissenschaft mangelnde Vergleichbarkeit, mangelnde wissenschaftliche Fundierung und mangelnde Praxistauglichkeit aus unterschiedlichsten Gründen kritisiert.

7.1 Uneinheitliche Verwendung von Begriffen

Viele Theorien und Modelle definieren die Begriffe Person, Ätiologie, Umwelt, Gesundheit und Krankheit unterschiedlich. Das kann mit dem Vorteil verknüpft sein, dass die Pflegenden leicht ein ihrer Situation angemessenes Modell finden, das die speziellen Bedürfnisse der jeweiligen Arbeitsumgebung berücksichtigt. Inpliziert wird aber eine Art Beliebigkeit von Auswahl und Anwendung von Theorie und Modellen für die Praxis (vgl. Cormack/Reynolds 1992)!

Der hohe Abstraktionsgrad vieler Begriffe und der zugrunde liegenden Paradigmen stiftet weitere Verwirrung. Metatheorien versuchen umfassende Erklärungen zu liefern, häufig mit dem Resultat, dass sie nichts erklären. Sie seien zu abstrakt und zu wenig kontextbezogen wird kritisiert. Dies wird auch von June Clark (1982) unterstrichen. Es besteht ein Bedarf an Theorien und Modellen, die Pflegende in der Praxis unmittelbar unterstützen. Konzepte, die Pflege in operationalisierter Form beschreiben und vorhersagen, müssen entwickeln werden.

Grundsätzlich sind alle Theorien und Modelle mit hohem Abstraktionsgrad (wie z. B. jene, die sich an die Systemtheorie anlehnen) großer Kritik von Seiten der Pflegewissenschaft ausgesetzt. Ihnen ist gemein, dass sie eher den Sollzustand als den Istzustand der Wirklichkeit beschreiben; im Vordergrund steht „[...] mehr Ideologie als Analyse und auch mehr Handlungsmodell als Handlungsanalyse" (Dassen/Buist 1994, S. 92).

Die Verwendung tautologer Begriffe führt zu einem Mangel an Deutlichkeit: es wird häufig versucht, das Konzept „Nursing" mit „Nursing" zu erklären. Dem entgegnet Fawcett (1996a), es handle sich dabei keinesfalls um Tautologien, sondern „Nursing" sei ein Sammelbegriff. Dies ist nicht wirklich überzeugend und kann nicht kritiklos akzeptiert werden. Begriffe müssen klar definiert und eindeutig sein.

In vielen Theorien und Modellen finden sich Definitionen von Pflege, die Pflege omnipotent erscheinen lassen: Pflege kann alles und ist für alles zuständig. Dies ist ein unrealistischer Ansatz.

In engem Zusammenhang mit der uneinheitliche Verwendung von Begriffen steht das Problem der mangelnden wissenschaftlich-empirischen Fundierung von Modellen und Theorien.

7.2 Mangelnde wissenschaftlich-empirische Fundierung

Mangelnde wissenschaftlich-empirische Fundierung führt zum Vorwurf, Pflege basiere auf pseudowissenschaftlichen Erkenntnissen. Dadurch kann die Anerkennung durch die Scientific Community in Frage gestellt werden.

Es wird immer wieder gefordert, Theorien (im Speziellen normative Theorien, die auf philosophisch-konzeptionellen Überlegungen beruhen) zu testen. Dies geschieht bis heute nicht regelmäßig.

Der Streit um die Qualität der verschiedenen Theorien muss (bis auf wenige Ausnahmen) unfruchtbar bleiben, da verschiedene „Theorietypen unterschiedliche Fragestellungen und Phänomene mit unterschiedlichen Begriffen und Grundannahmen,

Erklärungsstrategien und Methoden angehen" (Haller 1999, S. 41 f.). Dies trifft auch auf die Pflegetheorien und -modelle zu. Aufgrund der grundlegenden wissenschaftstheoretischen Differenzen zwischen den verschiedenen Typen von Theorien und Modellen ist es nicht ohne weiters möglich, etwa durch systematische empirische Ansätze, zu entscheiden, welche besser oder schlechter oder gar „richtig" oder „falsch" sind.

Der Objektivitätsanspruch von Theorie hat heute an Absolutheit verloren hat. Dies hängt damit zusammen, dass sich im Verlauf der Theoriediskussion eine veränderte Auffassung von Wirklichkeit durchgesetzt hat (vgl. Kirkevold 2002).

7.3 Erkenntnistheoretische Unverträglichkeiten

Begriffe aus unterschiedlichen Kulturkreisen, häufig aus dem angloamerikanischen Bereich, werden unserer Kultur ohne Diskussion und Anpassung übergestülpt, wodurch sich Probleme „[...] aus der Unangemessenheit einer fremden Perspektive ergeben und in letzter Konsequenz zu einem beträchtlichem Maß an Fremdbestimmung führen" (Müller 2001, S. 48). Ein Beispiel: Viele Theoretikerinnen fokussieren stark auf den Beziehungsprozess und die Interaktion zwischen Patient und Pflegeperson. Die eine solche Interaktion bestimmenden gesellschaftlichen und sozialen Rahmenbedingungen werden kaum diskutiert und häufig vernachlässigt. In einigen Theorien werden wünschenswerte Qualifikationen von Pflegenden aufgelistet; wie und in welchem Kontext ein Team Pflegearbeit erbringen sollte, wird hingegen kaum beschrieben. Es wird kritisiert, dass die Theoretikerinnen, „nicht im Blick [haben], dass die Probleme der Pflegenden gleichrangig sind mit denen der Gepflegten, dass Patientenorientierung ohne Personalorientierung eine Fiktion ist" (Botschafter/Steppe 1994, S. 75). Aus der Erfahrung wissen wir, theoriegeleitetes Handeln kann nur in einem theoriefreundlichen Umfeld stattfinden.

7.4 Mangelnde Praxistauglichkeit

Wie und in welchem Ausmaß der theoretische Diskurs Einfluss auf die Praxis nimmt, kann schwer gemessen werden. Die immer schon vorhandene und für eine Entwicklung notwendige Kluft zwischen Theorie und Praxis scheint sich aber durch die Theoriearbeit nicht verkleinert zu haben. Im Gegenteil: Wir treffen heute im Umfeld der Pflege auf unterschiedlichste Qualifikationen. Da die Pflegewissenschaft immer noch dabei ist zu definieren, was Pflege eigentlich ist und welchen Beitrag Pflege in der Gesellschaft von Morgen leisten kann und will, gibt es bis heute keinen brauchbaren politischen Vorschlag für das Berufsfeld und dessen Aufgaben. Es scheint sich zur Zeit der Trend durchzusetzen, vermehrt auf schlecht ausgebildetes und meist junges Personal zur Bewältigung der quantitativ anwachsenden Aufgaben in der Praxis zurückzugreifen. Theoriegeleitetes Handeln kann aber nur fruchten, wenn Theorie im weitesten Sinne in der Aus- und Weiterbildung vermittelt wird und eine Hilfestellung zur Umsetzung vorhanden ist. Dazu benötigt jeder Einzelne einen gewissen Reifegrad und die Fähigkeit zu analytischem Denken.

Aber auch Theorien mit hohem Abstraktionsgrad wie jene von Fawcett können ein Hindernis für die Verbindung von Theorie und Praxis sein. Durch allgemeine, alle Pflegebereiche übergreifende Ansätze wird die Entwicklung von Konzepten erschwert, die an spezifische Situationen angepasst sind. Der Komplexität und Mannigfaltigkeit der Pflegehandlungen werden die meisten Theorien und Modelle, wenn überhaupt, nur bruchstückhaft gerecht.

Der Großteil der theoretischen Arbeiten ist weder induktiv entwickelt noch in der Praxis getestet worden. Das heißt wir haben wenig Gewähr dafür, dass die Pflegetheorien in gewünschter Weise die Praxis verändern. Praktiker sollten aber eine Umsetzung von Theorie nicht unversucht lassen. Um zu entscheiden, ob eine Theorie, ein Modell zu adaptieren ist oder die Praxis angepasst werden soll, müssen aber die Umsetzung und deren Auswirkung dokumentiert und evaluiert werden (vgl. Käppeli 1988).

7.5 Mangel an theoriegeleiteter Forschung

Forschung sollte theoriegeleitet sein, wird vielfach gefordert. Häufig aber ist der Theoriebestand ungenügend und muss erst von einer abstrakten auf die praxisrelevante Ebene transferiert werden. Die Folge ist ein geringer Einfluss von Pflegetheorien auf die Forschung. Mehrere Untersuchungen zeigen dies eindrücklich: Dassen und Buist (1994) erwähnen eine Untersuchung, in der über 400 Artikel auf die Verwendung einer Theorie untersucht wurden. In 28 % der Fälle wurden Theorien verwendet, jedoch nur in einem Sechstel der Fälle handelte es sich um Pflegetheorien. Dominierend war dabei das Modell von Orem.

Trotz unterschiedlichster Betrachtungsweisen von Pflege besteht in einigen Punkten ein **Konsens in der Pflegetheorie**:

- Pflege ist patientenorientiert, auf den ganzen Menschen ausgerichtet.
- Der Pflegeempfänger soll aus seinen gesundheitsbedingten Abhängigkeiten befreit und im Umgang mit seinen Ressourcen und Defiziten gestärkt werden.
- Häufig werden die Klienten in den Prozess der Pflege mit einbezogen. Partizipation ist ein wichtiges Element im Sinne der Selbstbestimmung.
- Pflege wird neben anderen Berufen im Gesundheitswesen als eigenständige Profession betrachtet, die ihre eigenen Paradigmen zur Lösung gesundheitspolitischer Fragen einbringt. Pflege verfügt über konkret ausformulierte Ziele, die bei der Alltagsbewältigung der Partner im Pflegeprozess behilflich sind.
- Pflege wird im Sinne des Pflegeprozesses mit den Elementen Assessments, Diagnostik, dem Setzen und Ausführen von Pflegemaßnahmen sowie der Evaluation ausgeführt.
- Pflege ist Praxis- und Wissenschaftsdisziplin, aber auch Kunst! Die in der Pflege tätigen Personen müssen hohe Qualifikationsansprüche erfüllen.
- Die Theoretikerinnen stellen nicht die Krankheit eines Patienten in den Mittelpunkt. Sie betrachten den Menschen als Ganzes. Das Wiederherstellen und Erhalten des physischen, psychischen und sozialen Wohlbefindens ist vorrangiges Anliegen.
- Pflege soll der Individualität der Pflegeempfänger gerecht werden. Die Methoden der Pflege sind dementsprechend individuell zu entwickeln und anzuwenden.
- Struktur und Inhalte von Theorien und Modellen sind ähnlich. Die Begriffe Pflege, Gesundheit, Krankheit, Patient bzw.

Klient und Umwelt werden am häufigsten behandelt und miteinander in Beziehung gesetzt.

7.6 Was ist zu tun?

Nach wie vor hat die Pflege ihre Kernkompetenzen und -aufgaben noch nicht durch eine zusammenführende Konzeption dargestellt. Das liegt wohl an der Frage, wer hat Interesse an einer solchen Konzeption, an einer „Neukonzeption" von Pflege? Wer ist Auftraggeber und wer wird mit dieser schwierigen Aufgabe betraut? Nicht zuletzt stellt sich die Frage, wie die Chancen stehen, Identifikation mit einem zusammenfassenden Konzept zu schaffen und es im Gesundheitswesen umzusetzen? Pflegemarketing ist eine Maßnahme, die wir vermehrt nutzen müssen.

Angenommen ein klar strukturiertes Konzept der Pflege läge vor, wie könnten Pflege- und Gesundheitsexperten für den Pflegeberuf von morgen ausgebildet werden? Die Robert Bosch Stiftung hat sich in Bezug auf die Ausbildung in der Medizin die gleiche Frage gestellt und in einer Studie Empfehlungen für eine Ausbildungsreform abgegeben. Mir scheint für eine Ausformung des Berufes Pflege eine Anlehnung an diese Vorschläge diskussionswürdig. Die hier entwickelten Ziele eines Bildungskonzeptes, das einen Zusammenhang zwischen Ausbildung, Theorie und Handlungsansatz herstellt, möchte ich im Sinne einer zukünftigen Orientierung der Profession Pflege darstellen (vgl. Mühlum et al. 1997, S. 164):

- Es müssen jene Kenntnisse vermittelt werden, die für die Bewältigung zukünftiger Aufgaben erforderlich sind.
- Es muss die Fähigkeit vermittelt werden, pflegerisch relevante Daten zu erheben, zu beschreiben und daraus den allgemeinen Regeln der Wissenschaft entsprechende Schlüsse zu ziehen.
- Es müssen Theorien vermittelt werden, auf deren Grundlage das Beobachtete und die gezogenen Schlüsse so geordnet werden können, dass daraus begründetes pflegerisches Handeln erfolgen kann.

> - Es müssen Grundlagen wissenschaftlichen Denkens vermittelt werden, welche die kritische Bewertung der Ergebnisse sowohl aus der Sicht der Grundlagenforschung als auch aus Sicht der angewandten Forschung erlauben.
> - Es muss die Einsicht vermittelt werden, dass die berufstypische Haltungen und Wertvorstellungen des pflegerischen Handelns die Entscheidungen im Gesundheitswesen wesentlich mitbestimmen.
> - Es muss die Fähigkeit zum lebenslangen Lernen und zu Diskurs und Kommunikation vermittelt werden.

Verschiedene sich ergänzende Methoden sollten zur Erreichung dieser Ziele eingesetzt werden: Lernen, Üben, Orientierung an Vorbildern, Selbsterfahrung und Selbstveränderung.

Fragen zur Vertiefung

- Es gibt viele Gründe, die Kritik an Theorien und Modelle hervorrufen.
- Nennen Sie die häufigsten und diskutieren Sie diese!
- Moderne Ausbildungsansätze haben zum Ziel Theorie und Handlung/Praxis vermehrt einander näher zu bringen.
- Nennen Sie potenzielle Ziele eines modernen Bildungskonzeptes!

8 Perspektiven der Zukunft – Patchworktheorien

Bis zum heutigen Zeitpunkt wird fast ausschließlich versucht, ein Gesamtmodell einer bestimmten Theoretikerin in die Praxis zu übersetzen. Die Möglichkeit einem Problem mit Theoriepluralismus zu begegnen, wird dagegen bis heute vernachlässigt. Zum einen liegt dies daran, dass wir an sich schon große Probleme im Theorietransfer haben, zum anderen ist der Gedanke neu und in der Pflege noch nicht sehr verbreitet. Dieses Kapitel dient dazu, eine Sensibilität für den Einsatz verschiedener Modelle und Theorien zu erreichen. Das Kapitel liefert dabei keine vorgefertigte Lösung für eine mögliche Herangehensweise.

Die heute im Pflegealltag verwendeten Theorien und Modelle bringen nicht den erwarteten Erfolg (vgl. Kapitel 6 und 7). Eine Möglichkeit Pflegetheorie für die Praxis tauglicher zu machen, könnte darin bestehen, Einzelkonzepte aus verschiedenen Theorien und Modellen, die leicht greifbar und verständlich sind, miteinander zu kombinieren. Schwierig scheint im ersten Moment der Umgang mit den unterschiedlichen Paradigmen und Begriffen zu sein. Aber wie bei jeder „Erstanwendung" muss der theoretische Hintergrund auf den kulturellen und strukturellen Anwendungsbereich hin überprüft werden.

Meleis hat in diesem Zusammenhang von „multidisziplinärer" Theoriebildung gesprochen. Ziel muss sein, mehr Effizienz und Effektivität über „Multimodelle" zu erreichen. Eine Veränderung und Erneuerung des Sprachgebrauchs ist dabei wahrscheinlich notwendig

Als Beispiel möchte ich das Modell des klinischen Eklektizismus von Cormack und Reynolds (1992) erwähnen.

Ausgehend von der Erfahrung, dass sich nicht alle Modelle für die Anwendung in ganz bestimmten Pflegesituationen eignen, empfehlen sie, aus mehrerer Modellen für die Praxis brauchbaren Konzepte auszuwählen. Im Folgenden ist diese Vorgehensweise exemplarisch dargestellt:

> Unter Eklektizismus versteht man eine Zusammenstellung von verschiedenen Gedanken oder Stilelemente zu etwas scheinbar Neuem.

Abbildung 24: Eklektizismus in der Anwendung der Modelle
(aus: Cormack, Reynolds 1992, S. 1475)

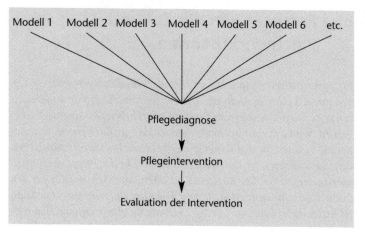

Anstatt ein geeignetes Modells auszuwählen und dieses für die Gestaltung des theoretischen Rahmens von Pflege zu implementieren (gegebenenfalls ist es eher ein „Hineinpressen"), schlagen die Autoren vor, sich vieler Modelle und Konzepte zu bedienen, um der jeweiligen Situation in der Praxis möglichst gut gerecht werden zu können

Beispiel:
Stellen wir uns einen Patienten mit einer Krebserkrankung vor. Er wird operiert und erhält anschließend eine Chemotherapie. Er befindet sich in einem Stadium x, in dem er viele Aktivitäten des täglichen Lebens aufgrund des allgemeinen Schwächezustands nicht mehr selbst bewältigen kann.
Pflegediagnosen im Stadium x:
- *Selbstfürsorgedefizit in der Nahrungsaufnahme;*
- *Selbstfürsorgedefizit in der Ausscheidung;*
- *Gefahr von Infektionen ...*

Interventionen im Stadium X:
- *Modell nach Orem: Interventionen, um Selbstfürsorgedefizit auszugleichen*
- *Modell nach Rogers: Intervention in Form von Therapeutic Touch, um Wohlbefinden zu stärken*

Es folgt nach einigen Tagen bzw. Wochen ein Stadium y in dem der Patient in vielen Pflegebereichen wieder seine Selbstfürsorgefähigkeit erlangt hat.
Pflegediagnosen im Stadium y:
- *mangelndes Wissen über die Erhaltung des Wohlbefindens;*
- *mangelnde Einsicht in die Notwendigkeit präventiver Maßnahmen.*

- *Modell nach Rogers: Intervention: Therapeutic Touch zur weiteren des Stärkung des Wohlbefindens*
- *Modell nach Peplau: Intervention: Interaktion zur Schulung von Verständnis und Wissen, um Wohlbefinden und Selbstfürsorgekompetenz aufrecht zu erhalten*

Der Rahmen für die Anwendung von „Multimodellen" fordert:
- breite Kenntnisse über Theorien;
- klare Darlegung der verwendeten Paradigmen und der sich daraus ableitenden Pflegehandlungen;
- genaue Definition des erwünschten Pflegezieles;
- Entwicklung und Einsatz eines adäquaten Evaluierungsinstruments.

Ob damit der Verlust einer gesamtphilosophischen Betrachtungsweise von Pflege verbunden ist, bleibt zu überprüfen. Dabei gilt es auch den Vorzug einer gesamtphilosophischen Betrachtungsweise in Beziehung zum Nutzen gelebter Konzepte in der Praxis zu stellen. Die Übung an und mit „Multimodellen" ist eine Möglichkeit, flexibel auf verschiedene Erklärungs- und Lösungsansätze zuzugreifen.

Fragen zur Vertiefung

- Welche Gründe sehen Sie, einen Theoriepluralismus in der Praxis zu diskutieren und umzusetzen?
- Nehmen Sie das Beispiel in Anhang 3 und versuchen Sie, so wie in dem im oben angeführten Beispiel, einen theoriepluralistischen Ansatz zu entwerfen.

Literaturverzeichnis

Aggleton P., Chalmers H.: Peplau's development model. Nursing Times, 86 (2), 1990, S. 38–40

Alligood M. R., Narriner-Tomey A. M.: Nursing theory: Utilization and application. 2nd ed. Mosby, St. Louis 2002

Arets J., Obex F., Vaessen J., Wagner F.: Professionelle Pflege. Theoretische und praktische Grundlagen. Band 1. Huber, Bern 1996

Bandura A.: Conclusion: Reflections on nonability determinants of competence. In: I Sternberg R. J., Kolligian, J.: Competence Considered. Yale University Press, New Haven 1990

Bartholomeyczik S.: Zum Gegenstand beruflicher Pflege. Eine Einführung. In: Dt. Verein f. Pflegewissenschaft (Hg.): Pflege und Gesellschaft. Das Originäre der Pflege entdecken. Pflege beschreiben, erfassen, begrenzen, S. 7–12. Mabuse, Frankfurt a. M. 2003

Benner P.: Stufen der Pflegekompetenz. Huber, Bern 1997

Benner P., Wrubel J., Pflege, Streß und Bewältigung. Huber, Bern, Göttingen, Toronto, Seattle 1997

Bertalanaffy L. v.: General System Theory.Penguin Press, New York 1968

Bischofberger I., Schaeffer D.: Normalisierung von Aids aus Sicht der Angehörigen – von der akuten Krise zur Dauerkrise. Pflege und Gesellschaft 2, 2001, S. 37–44

Bochenski I. M.: Die zeitgenössische Denkmethode. Francke, München, Bern 1965

Bodendorf F.: Daten- und Wissensmanagement. Springer, Heidelberg 2003

Böhm E.: Pflegediagnosen nach Böhm. 4. Aufl. Recom, Basel 1994

Böhm E.: Psychobiographisches Pflegemodell nach Böhm. Wilhelm Maudrich, Wien 1999

Botschafter P., Steppe H.: Theorie- und Forschungsentwicklung in der Pflege. In: Schaeffer D., Moers M., Rosenbrock R.: Public Health und Pflege, S. 72–86 Sigma, Berlin 1994

Bunge M.: Finding Philosophy in Social Science. Yale University Press, New Haven, London 1996

Burns N, Grove S.: Understanding Nursing Research. Saunders, Philadelphia 1999

Carr-Saunders A. M., Wilson P. A.: The Professions. Oxford University Press, Oxford 1933

Chinn P., Kramer M.: Theory and Nursing. Integrated Knowledge development. 5. ed. Mosby, St. Louis 1999

Clark J.: Development of models an theories on the concept of nursing. Journal of Advanced Nursing 7, 1982, S. 129–134

Closs S., Cheater F.: Utilization of nursing research: culture, interest and support. Journal of Advanced Nursing, 19, 1994, S. 762–773

Cormack D., Reynolds W.: Criteria for evaluating the clinical and practical utility of models uses by nurses. Journal of Advanced Nursing, 17, 1992, S. 1472–1478

Daheim H.: Der Beruf in der modernen Gesellschaft. Opladen, Köln, Berlin 1970

Daheim H.: Zum Stand der Professionssoziologie. Rekonstruktion machttheoretischer Modelle der Profession. In: Dewe B., Ferchhoff W., Radke F.-O (Hg.): Erziehen als Profession. Zur Logik professionellen Handels in pädagogischen Feldern, S. 21–35. Opladen, Köln 1992

Dassen T., Buist G.: Pflegewissenschaft – Eine Betrachtung unter systematischen Geswichtspunkten. In: Schaeffer D., Moers M., Rosenbrock R.: Public Health und Pflege, S. 87–102. Sigma, Berlin 1994

Descartes R.: Philosophical Works of Descartes. Meditations. Bobbs-Merrill, Indianapolis 1960

Dewe B., Ferchhoff W., Radke F.-O.: Das „Professionswissen" von Pädagogen. In: Dewe B., Ferchhoff W., Radke F.-O.: Erziehen als Profession. Zur Logik professionellen Handelns in pädagogischen Feldern, S. 70–91. Opladen, Köln 1992

Dickoff J.: A theory of theories: a position paper. Nursing Research 17, 1968, S. 197–203

Estabrooks C.: The Conceptual Structure of Research Utilization. Research in Nursing & Health, 22, S. 203–216.

Evers G., Claes M., Sermeus W.: Häufigkeit von Mundpflege bei Krebspatienten in belgischen Krankenhäusern. Pflege 4, 2002, S. 163–168

Fachbereich Pflege- und Gesundheitswissenschaften der Ev. Fachhochschule Darmstadt (Hg.): Pflegewissenschaft im Alltag. Mabuse, Frankfurt am Main 1998

Fawcett J.: Analysis and Evaluation of Conceptual Models of Nursing. F.A. Davis, Philadelphia 1987

Fawcett J: Konzeptuelle Modelle der Pflege im Überblick. Huber, Bern 1996a

Fawcett J.: Pflegemodelle im Überblick. Huber, Bern 1996b

Fawcett J.: Konzeptuelle Modelle der Pflege im Überblick. 2. Aufl. Huber, Bern 1998

Fawcett J.: Spezifische Theorien der Pflege im Überblick. Huber, Bern 1999.

Freidson E.: Professional Dominance. Aldine, Chicago 1970

Giddens A.: Soziologie. Nausner & Nausner, Graz, Wien 1995

Goode W. J.: Community within the Community. The Professions. American Sociological Review 22, 1957, S. 194–200

Gottschalck T., Dassen T.: Welche Entscheidungs-Befugnisse besitzen Pflegende bei der Mundpflege. Pflege 2, 2003, S. 83–89

Grasserbauer E.: Die Analysekriterien von Pflegetheorien und Konzeptuellen Modellen nach Jacqueline Fawcett. Unveröffentlichte Seminararbeit. Universität Wien, 2003

Gray J.A.M.: Evidence-Based Healthcare: How to Make Health Policy and Management Decisions. Churchill Livingstone, New York 1997

GuKG Gesundheits- und Krankenpflegegesetz. Stand: 1. August 1999. Verlag Österreich, Wien 1999

Guyatt G. H., Sinclair J. C., Hayward R., Cook D. J., Cook R. J.: Users' guides to the medical literature. IX. Method for Grading Health Care Recommendations. JAMA, 274 (22), 1995, S. 1800–1804

Hallensleben J: Typologien von Pflegemodellen. Diskussion ihrer Nützlichkeit unter besonderer Berücksichtigung der Pflegemodelle von A. I. Meleis. Pflege und Gesellschaft, 2, 2003, S. 59–67

Haller M.: Soziologische Theorie im systematisch-kritischen Vergleich. UTB Leske und Budrich, Augsburg 1999

Hehemann H.: Mundpflege bei onkologischen Patienten. Pflege 4, 1997, S. 199–205

Henderson V.: The nature of nursing: A definition and its implications for practice, research, and education. Macmillan, New York 1966

Hirschfeld M. J.: Nursing and social accountability in knowledge development. In: Knowledge development: Clinicians and Researchers in Partnership. Workgroup of European Nurse Researchers, 9th biennial conference 1998, Vol.1, S. 47–51. Oy Edita Ab, Helsinki 1998

Horsely J., Crane J. Bingle J.: Research utilization as an organization process. Journal of Nursing Administration, 8, 1978, S. 4–6

Horsley J.: Using Research in Practice – The Current Context. Western Journal of Nursing Research, 1985, 7, 1, S. 135–139

Horx M.: Die neue Alterskultur.. Internet: http://www.horx.com/Zukunftstexte/Die_Neue_Altersultur, 2004.

Horx M.: Die neue Alterskultur.Internet: http://www.horx.com/Zukunftstexte/Die_Welt_im_Wandel.pdf, 2003.

Johnson D.: The Behavioral System Model for Nursing. In: Riel J., Roy C.: Conceptual Models for Nursing Practice, S. 207–216. Appleton-Century-Crofts, New York 1980

Kairat H.: „Professions" oder freie Berufe? Professionelles Handeln im sozialen Kontext. Duncker & Humbolt, Berlin 1969

Kampen N. v.: Theoriebildung in der Pflege. Mabuse, Frankfurt a. M. 1998

Kaplan A.: The Conduct of Inquiry. Chandler, Scrancton 1964

Käppeli S.: Pflege und Pflegetheorien. Krankenpflege 1, 1988, S. 5–8

Käppeli S.: Pflegekonzepte. Band 2. Huber, Bern 1999

Kellnhauser E.: Krankenpflegkammern und Professionalisierung der Pflege – eine pflegeberufspolitische Perspektive im internationalen Vergleich. In: Wittneben K.: Forschungsansätze für das Berufsfeld Pflege, S. 335–346. Thieme, Stuttgart 1998

Kennedy G.: Einladung zur Statistik. Campus, Frankfurt a. M. 1993

Kirkevold M.: Pflegewissenschaft als Praxisdisziplin. Huber, Bern 2002

König R. (Hg.): Handbuch der empirischen Sozialforschung. Ferdinand Enke Verlag, Stuttgart

Kriz J., Lück H. E., Heidbrink H.: Wissenschafts- und Erkenntnistheorie. Hembsbach, Opladen, 1987

Krohwinkel M.: Fördernde Prozesspflege – Konzepte, Verfahren und Erkenntnisse. In: Osterbrink J.: Erster internationaler Pflegetheorienkongreß Nürnberg, S. 134–154. Huber, Bern 1998

Krueger J., Nelson A., Wolanin M.: Nursing research: Development, collaboration, and utilization. Aspen, Germantown MD 1978

Kuhn T.: Die Struktur wissenschaftlicher Revolution. Suhrkamp, Frankfurt a. M. 1976

Kühne-Ponesch S.: Der Prozeß der Professionalisierung. Chancen und Hindernisse. Österreichische Krankenhauszeitung, 1997

Kühne-Ponesch S. (Hg.), Pflegeforschung – aus der Praxis für die Praxis. Band 2. Facultas, Wien 2000

Kühne-Ponesch S., Smoliner A.: Die Entwicklung einer Fachsprache am Beispiel Österreichs: Die erste gesetzliche Regelung Europas. In: Nico Oud (Hg.): Acendio, S. 37–47. Huber, Bern 2001

Kühne-Ponesch S. (Hg.), Pflegeforschung – aus der Praxis für die Praxis Band 3. Facultas, Wien 2002

Kühne-Ponesch S., Mayer H., Resetarics Smoliner, A. P.; Weikl H: „…also bin ich mir nie wirklich so sicher, ob das auch tatsächlich so ist …". In: Kühne-Ponesch S. (Hg.): Pflegeforschung aus der Praxis für die Praxis, Band 3, S. 159–177. Facultas, Wien 2002

Lang P.: http://www.nursing.upenn.edu/faculty/profile.asp?pid=45, 2003

Lauber A.: Verstehen und Pflegen. Grundlagen der beruflichen Pflege. Band 1. Thieme, Stuttgart 2001

Leininger M.: Die Theorie der kulturspezifischen Fürsorge zur Weiterentwicklung von Wissen und Praxis der professionellen transkulturellen Pflege. In: Osterbrink J.: Erster internationaler Pflegetheorienkongress Nürnberg, S. 73–90. Huber, Bern 1998

Lohrmann C.: Kenntnisse, Einstellungen und Pflegebereitschaft von Pflegepersonal zu HIV/AIDS. Pflege und Gesellschaft 3, 2002, S. 86–94

Luckenbill Brett J. L.: Use of nursing practice research findings. Nursing Research, 36(6), 1987, S. 344–349

Luksch C., Übergangspflege nach Böhm. Internet: http://medwell24.at/CDA_Master/1,3008,3087_4682_0,00.html, 11.7.2003

Marriner-Tomey A: Pflegetheoretikerinnen und ihr Werk. Recom, Basel 1992

Marriner-Tomey A., Alligood M.: Nursing Theorists and Their Work. 5th ed. Mosby, St. Louis 2002

Maslow A. H.: Motivation and Personality. Harper, New York 1970

Mayer H. (Hg.): Pflegeforschung – aus der Praxis für die Praxis. Band 1. Facultas, Wien 2000

Mayer H.: Einführung in die Pflegeforschung. Facultas, Wien 2002

Mayer H.: Body of evidence? Pflegenetz, 02, 2003, S. 12–16

Meleis A.: Theoretical Nursing – Development and Progress. Lippincott, Philadelphia 1985

Meleis A.: Pflegetheorie. Gegenstand, Entwicklung und Perspektiven des theoretischen Denkens in der Pflege. Huber, Bern 1999

Merton R.: Social Theory and Social Structure. Free Press, Glencoe 1949

Millerson G.: The Qualifying Associations: A Study In Professionalization. Routledge & Kegan Paul, London 1964

Moody L.E., Wilson M.E., Smyth K., Schwartz R., Tittle M., Van Cott M.L.: Analysis of a decade of nursing practice research:1977–1986. Nursing Research 37,1988, 374–379

Mühlum A., Bartholomeyczik S., Göpel E: Sozialarbeit Pflegewissenschaft Gesundheitswissenschaft. Lambertus, Freiburg i. B. 1997

Müller E.: Leitbilder in der Pflege. Eine Untersuchung individueller Pflegeauffassungen als Beitrag zu ihre Präzisierung. Huber, Bern 2001

Neander K.-D.: Setzt sich Pflegepersonal mit Pflegeforschung auseinander? Deutsche Krankenpflegezeitschrift 5, 1989, S. 296–301

Neuman B.: Health as a continuum based on the Neuman systems model. Nursing Science Quarterly, 3, 1990, S. 129–135

Neuman B.: Das Systemmodell. Konzept und Anwendung in der Pflege. Lambertus, Freiburg i. B. 1998

Niemann H.-J.: Die Strategie der Vernunft. Vieweg, Braunschweig, Wiesbaden, 1993

Nightingale F.: Notes on Nursing. Dover, New York 1969

Osterbrink J.: Erster internationaler Pflegetheorienkongreß Nürnberg. Huber, Bern 1998

Parsons T.: Das System moderner Gesellschaften. Juventa, Weinheim, München 1985

Peplau H.: Interpersonal relations in Nursing. Putnam, New York 1952

Peplau H.: Zwischenmenschliche Beziehungen in der Pflege. Huber, Bern 1997

Peschenig M.: Der kleine Stowasser. HPT, Wien 1971

Polit D., Hungler B.: Nursing Research. Lippincott, Philadelphia 1997

Reimann-Rothmeier G., Mandl H., Erlach C., Neubauer A.: Wissensmanagement lernen. Beltz, Weinheim 2001

Reinhold G.: Soziologielexikon. 3. Aufl. Oldenbourg, München, 1997

Richter R.: Soziologische Paradigmen. WUV, Wien 1997

Rizzo Parse R.: Man-living-health: a theory of nursing. Wiley, New York 1981

Rizzo Parse R.: Nursing science: Major paradigms, theories and critiques. Sounders, Philadelphia 1987

Röd W.: Die Arten des Wissens und ihr Wozu. Vortrag auf dem Forum Alpach 1997

Rodgers S.: The extent of nursing research utilization in general medical and surgical wards. Journal of Advanced Nursing, 1, 2000, S. 182–193

Rodgers B., Knafl K.: Concept Development in Nursing. Saunders, Philadelphia 2000

Rogers M.: An Introduction to the Theoretical Basis of Nursing. F. A. Davis, Philadelphia 1970

Rogers M.: Nursing science and the space age. Nursing Science Quarterly, 5, 1992, S. 27–34

Rogers M.: Theoretische Grundlagen der Pflege. Eine Einführung. Lambertus, Freiburg i. B. 1997

Roy C.: The Roy Adaptation Model. Appleton & Lange, Stanford 1999

Rüschemeyer D.: Ärzte und Anwälte. Bemerkungen zu einer Theorie der Professionalisierung. In: Luckmann T., Sprondel W. M. (Hg.): Berufssoziologie. S. 157–163. Köln 1972

Schaeffer D.: Zur Professionalisierung von Public Health und Pflege. In: Schaeffer D., Moers M., Rosenbrock R.: Public Health und Pflege, S. 103–126. Edition Sigma, Berlin 1994

Schaeffer D., Moers M., Steppe H., Meleis A.: Pflegetheorien. Huber, Bern, Göttingen, Toronto, Seattle 1997

Schnepp W.: Perspektiven der Pflegewissenschaft. Pflege, 10, 1997a, 96–101

Schnepp W.: Zusammenhang von Kultur und pflegkundiger Ausbildung. Pflegepädagogik 5, 1997b, S. 16–23

Schrappe, M.: Organisatorische Umsetzung. Vorlesung Qualitätsmanagement. Universität Marburg. Internet: www.schrappe.com, 24.1.2003

Schrems B.: Zeitorganisation in der Krankenpflege. Mabuse, Frankfurt a. M. 1994

Schröck R., Drerup E.: Pflegetheorien in Praxis, Forschung und Lehre. Lambertus, Freiburg 1997

Seiffert H.: Einführung in die Wissenschaftstheorie. Band 1–3. Beck, München 1996

Seyle H.: The general adaptation syndrome and the diseases of adaptation. Journal of Clinical Endocrinology, 6, 1946, S. 117–196

Silva C. M.: Research testing nursing theory: state of the art. Advances in Nursing Science, Oct. 1986, S. 1–11

Spearman S., Duldt B., Brown S.: Theorieüberprüfung durch die Forschung: Ein ausgewählter Überblick über Orems Selbstpflegetheorie 1986 bis 1991. In: Schröck R., Drerup E. (Hg.): Pflegetheorien in Praxis, Forschung und Lehre, , Lambertus, Freiburg im Breisgau 1997

Spirig R., Bischofberger I.: Familien, die mit HIV und Aids leben. Pflege 5, 2000, S. 315–324

Spirig R., Nicca D., Werder V., Voggensperger J, Unger M., Bischofsberger I., Kesselring A., Battegay M., DeGust S.: Entwicklung und Etablierung einer erweiterten und vertieften HIV/AIDS Pflegepraxis. Pflege 6, 2002, S. 293–299

Steffen-Bürgi B.: „Offizielle" und „inoffizielle" Inhalte der Pflege. Pflege 1, 1991, S. 45–53

Steppe H.: Pflegemodelle in der Praxis. 3. Folge: Hildegard Peplau. Die Schwester/Der Pfleger 9, 1990, S. 768–773.

Steppe H.: Zu Situierung und Bedeutung von Pflegetheorien in der Pflegewissenschaft. Pflege 13, 2000, S. 91–98.

Stetler C.: Research Utilization: Defining the Concept. http://classes.kumc.edu/son/nrsg754/CSmith/Article/Diane/concept.htlml., 2003

Thiel V., Theorien & Modelle der Pflege. Internet: http://www.volkerthiel.de/skripte/pfltheorien/Pflegetheorien_07.pdf, 2002

Trindler L., Reynolds S.: Evidence-Based-Practice. A Critical Appraisal. Blackwell Science, Oxford 2000

Walker L., Avant C. K.: Theoriebildung in der Pflege. Ullstein Medical, Wiesbaden 1998

Walsh M., Ford, P.: Pflegerituale. Ullstein Mosby, Wiesbaden 1996.

Watson J.: Pflege: Wissenschaft und menschliche Zuwendung. Huber, Bern 1996

Weiss H.: Soziologische Theorien der Gegenwart. Springer, Wien, New York 1993

Wetterer A. (Hg.): Die soziale Konstruktion von Geschlecht in Professionalisierungsprozessen. Campus, Frankfurt a. M. 1995

Wiedenbach E.: Clinical Nursing: A helping art. Springer, New York 1964

Wilensky H.: Jeder Beruf eine Profession? In: Luckmann T., Sprondel W: Berufssoziologie, S. 49–58. Kiepenheuer und Witsch, Köln 1972.

Willke H.: Systemisches Wissensmanagement. UTB Lucius & Lucius, Stuttgart 1998

Wittneben K.: Forschungsansätze für das Berufsfeld Pflege. Thieme, Stuttgart 1998

Anhang 1: Erstgespräch im Rahmen der Pflegeanamnese

Momentaner Gesundheitszustand

Erleben der Patientin/des Patienten
Die Patientin sagt, dass sie seit einigen Wochen unter Atemnot bei Belastungen (Stiegensteigen, längeres Gehen, Hausarbeit) leidet. Sie hat diesen Zustand als Nachwirkung einer überstandenen Grippe gesehen, in den letzten Tagen tritt die Atemnot aber zeitweise auch in Ruhe auf. Sie ist darüber beunruhigt, vor allem auch weil ihr Vater an Lungenkrebs gestorben ist und sie vermutet, dass der Grund der Beschwerden in ihrem Fall auch ein Tumor sein könnte. Seit dem Auftreten der Atemnot leidet sie zusätzlich unter extremer Müdigkeit: „Ich muss mich zu allem überwinden, am liebsten würde ich den ganzen Tag im Bett bleiben." Vorige Woche hat sie ihren Hausarzt aufgesucht, der sie zur weiteren Abklärung ins Spital eingewiesen hat.

Beobachtung der Pflegenden/des Pflegenden
Die Patientin spricht sehr langsam und leise und macht immer wider Pausen um Atem zu holen. Sie hat sich, nachdem sie ins Zimmer geführt wurde, gleich ins Bett gelegt und die Rückenlehne hoch gestellt. Sie nimmt das Angebot dankbar an, ihr beim Ausräumen des Koffers zu helfen.

Pflegerelevante Erfahrungen bei früheren Spitalsaufenthalten
Die Patientin hat nach einer Schilddrüsen-Operation vor ca. zwei Jahren sehr unter Übelkeit und Kreislaufproblemen gelitten: „Ich habe große Angst vor der Narkose. Ich weiß nicht warum, aber es ist so, vielleicht auch, weil mir immer so schlecht danach ist."

Allergien
Keine bekannt.

Medikamente
Ab und zu Effortil gtt, Tonopan Tbl. bei starkem Kopfweh.

Lebensgewohnheiten, Ressourcen, Risikofaktoren

Ernährung
Kein Fleisch, gerne Süßspeisen.

Ernährungszustand
1,65 cm, 60 kg, hat seit Auftreten der Atembeschwerden 5 kg abgenommen.

Trinken
Frühstück + Jause: Kaffee.

Trinkmenge/Tag
In letzter Zeit weniger als sonst, ca. 1 Liter; eine Bekannte hat ihr geraten nicht zu viel zu trinken („wenn die Atemnot vom Herz kommt, es nicht gut viel zu trinken").

Ausscheidung
Stuhl: Ist seit Jahren gewohnt jeden dritten Tag 2 EL Agaffin zu nehmen; war beruflich viel unterwegs und konnte damit die „Verdauung regulieren."
Harn: Ab zu HWI, immer selbst mit Wärme und Tees behandelt.

Aktivität und Bewegung
Mobilität: War gewohnt immer viel Bewegung zu machen; hatte vor Jahren eine Beinvenenthrombose und trägt seitdem die verordneten Stützstümpfe; hat Angst, nachdem sie jetzt viel liegt und sitzt, wieder Probleme mit den Venen zu bekommen; leidet auch in letzter Zeit beim Aufstehen unter Schwindel: „Ich muss mich immer wieder irgendwo anhalten."
Hilfestellung: im Zi. S.; zu Untersuchungen sitzend.
Atmung: AF: 26, atmet sehr unregelmäßig und oberflächlich; versucht ztw. (bei Atemnot) bewusst tiefer zu atmen; raucht seit 10 Jahren nicht mehr („ich war geschockt durch den Tod meines Vaters").
Schlaf und Ruhe: Ist zwar sehr müde und erschöpft, kann aber am Abend nicht einschlafen: „Mich beschäftigt einfach so viel, die Erinnerungen an das Sterben Vaters lassen mich nicht einschlafen."

Körperpflege
Gewohnheiten und Möglichkeiten im Spital: Ist gewohnt am Abend zu duschen, war aber in letzter Zeit zu erschöpft dazu: „Habe nur mehr Katzenwäsche betrieben." Zahnpflege nach jedem Essen.
Haut sehr blass, keine lividen Verfärbungen (Lippen, Finger); Mundschleimhaut wirkt beim Sprechen sehr trocken, sagt aber, dass sie es nicht so empfindet.
Hilfestellung: sitzend duschen; je nach Befindlichkeit mit Hilfe oder in Anwesenheit einer P.

Kommunikation
Spricht sehr leise und langsam; vermittelt, dass sie gerne mehr erzählen möchte, bricht aber aufgrund der Atemsituation manchmal mitten im Satz ab.

Soziale Situation
Möchte nicht, dass ihre Tochter etwas von dem Spitalsaufenthalt erfährt; lebt seit dem Tod ihres Lebensgefährten alleine und möchte nur von ihrer Bekannten Fr. NN besucht werden: „Sie ist die einzige die weiß, wie es mir geht."

Situation zum Zeitpunkt der Entlassung

Erwartungen hinsichtlich des Gesundheits- und KH-Zustands:
Möchte den Grund der Atemnot wissen; will alle Befundergebnisse sehen; hat Angst, dass ihr etwas verheimlicht wird: „Auch wenn ich Krebs habe, ist es mein Krebs mit dem ich leben muss."

Abdruck mit freundlicher Genehmigung des Rudolfinerhauses Wien

Anhang 2: Das Konzept der Immobilität

Exemplarisch soll hier das Konzept „Immobilität" auf der Basis des integrierten Pflegemodells von Käppeli und des dabei gewählten humanistischen Pflegeansatzes unter Verwendung der Konzeptbearbeitung von Zeller-Forster (1999) sowie der Struktur des Standardisierten Pflegediagnoseprozesses nach Fehr (2001) vorgestellt werden

Es werden die vielfältigen Definitionsmöglichkeiten und Ausformungen des Phänomens Immobilität dargestellt und mit dem Konzept der Mobilität in Verbindung gebracht. Anschließend wird der Versuch unternommen, die Fülle an potenziellen Pflegediagnosen abzuleiten. Mögliche Ursachen von Immobilität, objektive und subjektive Merkmale, Einstufungsversuche, das Ableiten potenzieller Maßnahmen sowie die Darstellung von Ergebniskriterien runden die Konzeptdarstellung ab.

Die folgende Darstellung basiert auf den Unterrichtsunterlagen von Regina Hladik (2002), die im Rahmen der Weiterbildung „Pflegeberatung" in Wien das Konzept mit den Teilnehmern einer Betrachtung unterzog.

Definition

Dem Konzept „**Immobilität**" sind folgende Definitionen zuzuordnen:
- Immobilität ist eine Beeinträchtigung der Beweglichkeit in physischer, psychischer und sozialer Hinsicht. Sie verändert das Selbstbild des Menschen, ist eine emotionale Belastung und führt zum Verlust an Freiheit, Unabhängigkeit und menschlicher Würde (Zeller-Forster 1999).
- Immobilität ist eine normative, unvermeidliche Beschränkung der Beweglichkeit in einem beliebigen Lebensbereich (physisch, geistig-emotional, sozial) (Carnevali/Bruckner 1970).
- Immobilität ist die Beschränkung der Fähigkeit, unabhängig körperliche Bewegung auszuführen und kann physische, psychische, umweltbedingte und iatrogene Gründe haben (Wyman 1992).
- Immobilität ist die Einschränkung der Fähigkeit eines Patienten sich ohne Hilfe zu bewegen (= NANDA, PD 6.1.1.1: „Körperliche Mobilität, beeinträchtigt"; weitere Spezifizierungsmöglichkeiten: 6.1.1.1.3. „Gehen, beeinträchtigt"; 6.1.1.1.4.: „Rollstuhlmobilität, beeinträchtigt"; 6.1.1.1.5. „Transfer, beeinträchtigt"; 6.1.1.1.6.: „Mobilität im Bett, beeinträchtigt").

Häufige Differential-PD (PD, deren Übereinstimmungsgrad ggf. höher ist):
- 1.6.1.3.: Verletzung, hohes Risiko (oder 1.6.1.: Körperschädigung, hohes Risiko);
- 1.6.2.1.2.2.: Hautdefekt, hohes Risiko
- 1.6.1.5.: Inaktivitätssyndrom, hohes Risiko;
- 6.1.1.2.: Aktivitätsintoleranz;
- 6.1.1.2.1.: Müdigkeit;
- 6.1.1.3.: Aktivitätsintoleranz, hohes Risiko;
- 7.2.1.1.: Halbseitige Vernachlässigung;
- 1.2.3.1.: Dysreflexie;
- 1.2.3.2.: Dysreflexie, hohes Risiko;
- 6.5.: Selbstfürsorgedefizit;
- 6.4.1.1.: Haushaltsführung, beeinträchtigt;
- 6.3.1.1.: Beschäftigungsdefizit;
- 7.1.2.: Selbstwertgefühl, beeinträchtigt;
- 7.3.2.: Machtlosigkeit;
- 9.3.1.: Angst;
- 9.3.2.: Furcht;
- 7.3.1.: Hoffnungslosigkeit;
- 9.2.1.3.: Traurigkeit, chron.;
- 4.1.1.: Verzweiflung;
- 7.2.: Sinneswahrnehmung verändert;
- 7.1.1.: Körperbild, Störung;
- 3.1.1.: Soziale Interaktion, beeinträchtigt;
- 3.1.2.: Soziale Isolation;
- 3.1.3. Einsamkeit, hohes Risiko;
- 3.2.1.: Rollenerfüllung, gestört;

(aus: Stefan/Allmer 2000)

Um der Konzeptbeschreibung gerecht zu werden, ist aber auch die Definition von „**Mobilität**" erforderlich:
- Mobilität ist die sichere und effektive Fortbewegung von einem Ort zum anderen – wobei von sämtlichen dazu notwendigen mechanischen, technischen oder humanen Ressourcen Gebrauch gemacht werden kann (Goodman 1989).
- Mobilität ist die Fähigkeit, sich in der eigenen Umgebung frei zu bewegen. Sie ist eine komplexe Funktion, die von der Integration einer Vielzahl physischer, psychischer, kognitiver und affektiver Faktoren abhängig ist, die wiederum mit der äußeren Umwelt interagieren (Wyman 1992).
- Mobilität ist eine Art von Motorik mit den spezifischen Merkmalen: willkürliche und psychomotorische Bewegung des Körperapparates einschließlich der Koordination von Muskel- und Gelenksbewegun-

gen wie Gleichgewichthalten, Körperpositionierung und Gehen (Mobilität fällt also mit „Körperbewegung", „psychomotorische Aktivität" und „Sprache" unter den Oberbegriff „Motorik" und dieser unter den Oberbegriff „Funktion").

Physische Aktivität ist eine Art von Selbstfürsorge mit den spezifischen Merkmalen: sich Kümmern um physisches Aktivitätsverhalten, Bereitstellen von einem Platz und einer Möglichkeit zum Üben im täglichen Leben (dazu zählen: Körperübung, Sitzen, Transfer, Drehen, Stehen, Anheben des eigenen Körpers, Drücken, Fallen, Ortsveränderung). Übergeordnete Begriffe sind: Selbstfürsorge, persönliche Handlung, Handlung, Person (Dt. Konsensusübersetzung der ICNP-b-Version 2001)

Körperliche Mobilität beinhaltet die Fähigkeit, sich innerhalb der Umgebung frei zu bewegen und die elementaren Tätigkeiten des täglichen Lebens auszuführen.

Geistig-emotionale Mobilität beinhaltet die Ausdrucksfähigkeit der Gefühle sowie den Intellekt.

Soziale Mobilität beinhaltet die Bewegung z. B. zwischen den verschiedenen sozialen Schichten oder innerhalb der eigenen sozialen Schicht sowie räumliche Veränderungen oder Veränderungen im Status. (Zeller-Forster 1999)

Mögliche Ursachen/Entstehungsfaktoren (möglichst keine med. Diagnosen)

Physische, psychische, umweltbedingte und iatrogene Gründe:
- Schmerzen, Gelenkssteifigkeit in Verbindung mit Osteoporose;
- Gelenkserkrankungen;
- Störungen des motorischen Systems durch Unfall oder angeborene Fehlfunktionen;
- Angst vor Schmerz;
- Angst vor Sturz;
- Verminderung der Aktivitätstoleranz durch kardiale und pulmonale Funktionseinschränkungen (Wirbelsäulenveränderungen, COPD, Angina pectoris);
- Erkrankungen der Füße;
- Ischämische Anfälle mit Sturzrisiko (Synkopen) – jedoch bei älteren Menschen zu weniger als 10 % an Stürzen beteiligt (Meton 1993 in: Runge 1997);
- Muskelschlaffheit aufgrund zerebrovaskulärer Störungen;
- Benommenheit und Gleichgewichtsprobleme durch vestibuläre Dysfunktion;
- Bradykinesie, Muskelsteife, Zittern (Parkinson);

- Periphere vaskuläre Erkrankungen;
- Harninkontinenz;
- Depressionen mit vermindertem Interesse an der Umwelt und mangelnder Motivation;
- Demenz mit Gleichgültigkeit und Unaufmerksamkeit in Verbindung mit einem erhöhtem Sturzrisiko, Apraxie;
- Wahrnehmungsstörungen, Beeinträchtigungen im kognitiven Bereich in Verbindung mit starken Angstgefühlen;
- Nebenwirkungen von Medikamenten (Tranquilizer, Sedativa, Hypnotika, Antidepressiva, narkotische Analgetika), die zu Benommenheit, Verwirrtheit und Ataxie, Muskelsteifheit (extrapyramidale Wirkung von Antipsychotika), orthostatische Hypotension (trizyklische Antidepressiva, Diuretika, Vasodilatatoren, Betablocker u. a. Hypertensiva) führen können;
- Längere Bettruhe;
- Mechanische Hilfsmittel (z. B. Schienen, Katheter, Sonden);
- Fixierungen;
- Veränderungen der Umwelt (z. B. Aufnahme ins Pflegeheim: Verlust an Selbstachtung, Depression, Desorientierung, Rückzug, Immobilität).

(Corr/Corr 1993)

- Verminderte Stabilität und Balance, Schritthöhe bei altersassoziierter multifunktioneller Gehstörung (Runge 1997);
- Unlust, sich zu bewegen (Aktivitätsintoleranz), fehlende Kraft und Ausdauer;
- Kulturelle Ansichten im Hinblick auf altersbezogene Aktivität (Stefan/Allmer 2000);

Subjektive Merkmale

- Ausdruck von Widerwillen, sich zu bewegen;
- gibt Schmerzen und Mißbehagen beim Bewegen an;
- klagt über Schwäche, Gelenkssteife, Unvermögen, Kraftlosigkeit, Erschöpfung;
- äußert sich zu Erleben und Empfinden der Immobilität.

(Zeller-Forster, 1999)

- äußert Wut, Hilflosigkeit, Trauer, Angst, Wahrnehmungsverzerrung;
- äußert Wahrnehmungs-/Sensibilitätsstörung;
- beschreibt mangelnde Fähigkeit der Bewegungsplanung und (Nicht) Erreichen des Bewegungsziels;
- beschreibt mangelnde Fähigkeit, die Unterstützungsfläche bzw. den Körperschwerpunkt zu verändern;
- klagt über Verlustgefühl (Körper als Vehikel, Energieimpuls).

(Trnka 2002)

Objektive Merkmale/Verhalten, Erscheinungsform

- ist unfähig, sich zielgerichtet zu bewegen;
- zeigt eingeschränkte Bewegungsfähigkeit im Bett z. B. beim Lagewechsel;
- zeigt eingeschränkten Bewegungsradius;
- zeigt beeinträchtigte Koordination;
- verminderte Muskelkraft -beherrschung und –masse;
- zeigt Unvermögen, Balance zu halten beim Stehen/Gehen;
- zeigt Unvermögen, sich im Rollstuhl fortzubewegen;
- zeigt Unvermögen, mit Hilfsmitteln zur Verbesserung der Mobilität umzugehen;
- wirkt depressiv;
- zeigt regressives Verhalten (Trotzverhalten, gestörtes Nähe- und Distanzgefühl);
- äußert Angstzustände.

(Zeller-Forster 1999)

- zeigt Reaktionen des Verleugnens, Verdrängens;
- zeigt Reaktionen der Abwehr, Ablehnung, Scham;
- eingeschränktes Bewegungsfeld (z. B. Blindheit);
- bewegungsinduzierter Tremor;
- eingeschränkte Selbstpflege;
- zeigt Symptome des „Losigkeitssynroms" (z. B. ist lustlos, antriebslos, freudlos, harnlos, stuhllos).

Beispiele klinisch definierter Gangbilder und deren med. Ätiologie (Runge 1997):

- **M. Parkinson:** langsam, kleinschrittig, schlurfend, gebeugt, Schwierigkeiten anzuhalten, vermindertes Mitschwingen der Extremitäten;
- **Schmerzschonhinken:** Gewichtsverlagerung zur gesunden Seite, asymmetrisch;
- **Trendelenburg-Gang:** Bei Beeinträchtigung der Hüftabduktoren sinkt das Becken während der Standbeinphase des betroffenen Beines auf der Seite des Spielbeines nach unten;
- **Duchenne-Hinken:** bei Hüftschäden oder Abduktorenschwäche; verstärkte Gewichtsverlagerung auf ein Bein zur Schmerzvermeidung – auch als Kompensation des Trendelenburg-Phänomens, weil die betroffene Seite als Standbein das Becken nicht waagrecht halten kann;
- **Periphere Peroneuslähmung:** asymmetrischer Gang bei fehlender Dorsalextension der Fußheber; kompensatorische Beugung von Hüfte und Knie; dadurch Schritthöhe des betroffenen Beines vergrößert mit Verlagerung des Oberkörpers zur gesunden Seite; Aufsetzen mit der Fußspitze, kein Abrollen des Fußes;

- **Ataktischer Gang (z. B. Kleinhirnerkrankung)**: verbreiterte Schrittführung mit verstärktem Schwanken des Rumpfes nach beiden Seiten; Abweichungen von der Gehlinie; Schrittlänge variiert dysmetrisch;
- **Hemiparetiker Gangbild** (wenn Streckspastik an den Beinen überwiegt):asymmetrischer Gang; das betroffene Bein bleibt in Hüfte, Knie- und Sprunggelenk gestreckt, wird halbkreisförmig nach außen und wieder zurück nach innen geführt; Gewichtsverlagerung zur nicht betroffenen Seite; betroffenes Bein mit verkürzter Standbeinphase; kein Abrollen des Fußes;
- **Beidseitige Beugekontrakturen in Hüfte und Knie**: Streckhemmung; Oberkörper und Becken nach vorne geneigt; Schritte verlangsamt; „Kleben" am Boden;
- **Senile Gehstörung**: verlangsamt; kurze Schritte mit niedriger Schritthöhe; leicht vermehrtes Schwanken des Rumpfes; oft Rumpf nach vorne geneigt; „Kleben" am Boden;

Einteilungsstufen des Selbständigkeitsgrades 0–4

- 0 = selbständig: selbstständig, auch in der Verwendung von Hilfsmittel.
- 1 = großteils selbstständig: Der Pat. bedarf nur geringer Hilfestellung und/oder Anleitung.
- 2 = teilweise selbstständig: Der Pat. ist etwa zu 50 % selbstständig; teilweise ist er auf Hilfestellung/Anleitung angewiesen.
- 3 = geringfügig selbstständig: Der Pat. beteiligt sich nur im geringen Ausmaß an der Aktivität und ist großteils auf Hilfestellung/Anleitung angewiesen; ist aber kooperativ.
- 4 = unselbständig/abhängig: Der Pat. ist nicht in der Lage, sich an der Aktivität zu beteiligen und ist vollständig abhängig oder es sind mehrmals täglich intensive Selbsthilfetrainings mit maximaler Unterstützung und Anleitung zu absolvieren oder es handelt sich um einen Pat. wie in Grad 3, der aber unkooperatives Verhalten bei der Pflege zeigt.

(Stefan/Allmer 2000)

Klassifikation von Immobilität nach NANDA (Doenges/Moorhouse 1993)

- 0 = vollständige Unabhängigkeit;
- 1 = braucht Hilfsmittel oder Gerät;
- 2 = braucht Hilfsmittel, Überwachung oder Anleitung einer Person;
- 3 = Abhängigkeit, macht nicht aktiv mit.

Empfohlene Maßnahmen

Einschätzen:

Wesen und Grad der Bewegungsbeeinträchtigung beschreiben, veränderbare Ursachen nennen, mögliche ungünstige Folgen benennen (Corr/Corr 1992):

Komponenten der Einschätzung:
- Mobilitätsstatus (je nach Klassifikation);
- Symptome, die die Mobilität beeinträchtigen (z. B. Schmerz, Paresen, Atemnot);
- psychische Reaktionen auf Mobilitätsprobleme (Erleben und Bedeutung);
- Sturzanamnese;
- relevante Krankengeschichte (Ursachen, Ätiologie);
- Medikamenteneinnahme;
- Reaktionen der Angehörigen;
- funktionale Fähigkeiten (Selbstpflege, alltagspraktische Fähigkeiten);
- Umgebung (architektonische Gegebenheiten, vorhandene Hilfsmittel, Sicherheitsmerkmale in Bad und WC wie WC-Sitzerhöhung, Haltegriffe Gummimatten, Beleuchtung, Erreichbarkeit von Bad und WC etc.), Gefahrenquellen wie Teppiche, Drähte, Möbel (Stuhlhöhe, Armlehne, Betthöhe), Hilfsmittel und Hilfestellung;
- Einsatz med. verordneter Hilfsmittel, die die Aktivität einschränken;
- Blutdruck im Liegen, Sitzen und Stehen;
- Gewicht (Adipositas!);
- Körperhaltung (normal, Kyphose, Kyphoskoliose);
- Rechts- oder Linkshändigkeit;
- Muskulatur (Tonus, Muskelkraft);
- Gelenke (Fehlstellung, Entzündung, Bewegungsradius, Schmerz, Berührungsempfindlichkeit);
- Füße (Art und Passform der Schuhe, schmerzhafte Erkrankungen);
- kognitive Funktionen (Bewusstseinsgrad, geistiger Zustand, Stimmung);
- Geh- und Stehvermögen (Einsatz von Hilfsmitteln, Gleichgewicht, Gehvermögen: Start, Geschwindigkeit, Schrittgröße, Schrittweite, Schritthöhe, Symmetrie, Umdrehen, Abstützen, Treppensteigen, Transfer, Sitzposition halten, motorische Probleme wie Zittern, Paralyse, Muskelsteifheit oder -schlaffheit, Krämpfe, Bradykinesie);
- Koordination und Geschicklichkeit (fein- und grobmotorisch);
- Sinneswahrnehmung (Hör- und Sehvermögen, Hör- und Sehhilfen, Berührungsempfinden, Propriozeption, Vibrationsempfinden);

Grundhaltung im Umgang mit bewegungsbeeinträchtigten Menschen

Kinästhetik (M. Oswald)

Bewegung und Fortbewegung bei pflegerischen Handlungen sind so gestaltet, dass
- sie für den Betroffenen nachvollziehbar sind;
- sie an den menschlichen Bewegungsmöglichkeiten orientiert sind;
- Bewegung, Wahrnehmung und Kommunikation miteinander in Verbindung stehen;
- der Pat. über die Selbstkontrolle des Geschehens verfügt;
- er seine Bewegungskompetenz wahrnimmt und einsetzt;
- eine kontinuierliche Anpassung von Zeit, Raum und Anstrengung in der Bewegungsanleitung erfolgt: „Massen fassen – Zwischenräume spielen lassen"

Grundprinzipien von Bewegung und Bewegen (U. Trnka)

- in den Körper hineinhören („was tut mir gut/nicht gut");
- zunächst eigene Stabilität sichern;
- Stabilität vor Mobilität;
- eigene Mobilität und Reaktionsbereitschaft kennen, um als „Werkzeug" für den Pat. dienen zu können (Stabilisieren und Mobilisieren);
- Einschätzen der Kraft und der Selbständigkeit des Pat., um den Bewegungsauftrag formulieren zu können (Information, Wortwahl, Zielniveau, Methodenwahl der eigenen Fähigkeit und der des Pat. anpassen);
- Rhythmus gibt Sicherheit am Beginn und während des Ablaufes von Bewegungsübungen, Begegnungen und Interaktionen;
- Sicherheit durch Rotation.

Primäre pflegerische Interventionen (Corr/Corr 1992)

- richtige Körperlagerung;
- Körperübungen zur Gewinnung von Kraft, Flexibilität und Ausdauer;
- Änderungen in der unmittelbaren Umgebung zur Erhöhung der Sicherheit.

Interventionen im einzelnen (Stefan/Allmer 2000)

- regelmäßige, fachgerechte Lagerung zur Erleichterung der Atmung und Vermeidung von Dekubitus (Lagerungsplan);
- Kontrolle der Zirkulation und Nervenfunktion der betroffenen Körperteile;
- Anleitung im Gebrauch von Hilfsmittel z. B. Haltegriffe, Bettgitter;

- betroffene Körperteile durch Lagerungshilfsmittel unterstützen;
- für eine ausgewogene und appetitlich servierte Ernährung sorgen;
- Kontrolle der Ausscheidungsgewohnheiten und -fähigkeiten, bei Bedarf Empfehlen einer ausreichenden Trinkmenge (außer bei Kontraindikationen);
- regelmäßiges Durchführen aller Prophylaxen;
- für zeitgerechte Einnahme (vor der Aktivität) der verordneten Schmerzmittel sorgen;
- auf Anzeichen drohender Liegekomplikationen achten;
- für eine individuell angepasste Hautpflege sorgen;
- für angemessene Ruhepausen zwischen den Aktivitäten sorgen;
- für eine angenehme und Sicherheit gebende Umgebung sorgen;
- Fördern der Teilnahme an Freizeitaktivitäten (entsprechend den Vorlieben und der Biografie);
- auf Abweichungen von Bewegungsmustern achten, wenn der Pat. sich beobachtet bzw. unbeobachtet fühlt; den Umgang mit den dabei erkannten Problemen besprechen;
- für Sicherheitsmaßnahmen entsprechend der individuellen Situation sorgen;
- besonders bei älteren Menschen auf geeignetes Schuhwerk achten (bei Menschen mit Balanceproblemen Barfußgehen und Turnschuhe mit weichen Sohlen vermeiden und zu Schuhen mit harten, dünnen Ledersohlen raten; diese ermöglichen eine bessere Wahrnehmung der Gelenksstellung im Sprunggelenk und verbessern die Stabilität; bei verringerter Schritthöhe Ledersohlen mit an der Spitze geringer und am Absatz hoher Bodenreibung);
- Bei erhöhter Sturzgefahr Verringerung potenzieller Sturzfolgen durch Hüftprotektoren (vermindern Hüftfrakturen um 54 %, Runge 1997).

Dabei sollte besonders beachtet werden:
- Einbeziehen des Pat. bzw. seiner Bezugspersonen in die Pflege;
- Ermutigung Pat. zur Mitbeteiligung an Entscheidungen;
- Bedarf an Hilfsmittel und Sicherheitsmaßnahmen ermitteln und deren Anwendung erklären;
- Hinzuziehen von speziellen Therapeuten/Experten anregen.

Mögliche Ziele/Ergebniskriterien

- Patient kann die Funktionstüchtigkeit des Bewegungsapparates und eine intakte Haut bewahren;
- Patient ist bereit, die Pflegetherapie aktiv zu unterstützen;
- Patient ist in der Lage die Situation d. h. Risikofaktoren, Pflegetherapie und Sicherheitsmaßnahmen zu verstehen;
- Patient lernt (übt) Techniken und Verhaltensweisen, die eine Wiederaufnahme von Aktivitäten ermöglichen;

- Patient führt Bewegungsübungen durch;
- Patient bewahrt oder verbessert die Kraft bzw. die Funktionsfähigkeit des betroffenen und/oder ausgleichenden Körperteils;

(Stefan/Allmer 2000)

- Vermeidung weiterer Beeinträchtigungen oder ungünstiger Folgen;
- Ursachen der Immobilität (wenn möglich) beseitigen;
- Förderung der Anpassung an die veränderte Situation;
- Bewahren der größtmöglichen Unabhängigkeit und Selbstfürsorge;
- Erreichung des größtmöglichen Bewegungsradius;
- Verbesserung von Stabilität und Sicherheitsgefühl;
- Verbesserung der Muskelkraft;
- Vermeiden von Verletzungen;

(Corr/Corr 1992)

Erleben und Bedeutung für den Patienten

Immobilität gefährdet das Überleben. Für einen Menschen kann Immobilität bedeuten:

- Gefühl des Ausgeliefertseins, des Kontrollverlustes;
- Immobilität hat einschneidende Konsequenzen für das Leben des Betroffenen, wobei diese davon abhängig sind ob die Einschränkung der Beweglichkeit nur einen Teil des Körpers oder den ganzen Körper betrifft. Der mit Immobilität verbundene Verlust der Unabhängigkeit, die Beeinträchtigung der persönlichen Würde und des körperlichen Selbstbildes kann zu einem seelischen Trauma führen. Immobilität kann auch eine Störung der gewohnten sozialen Beziehungen bewirken und selbst den psychischen Zustand beeinträchtigen, indem alle Befürchtungen und Überlegungen sich nur noch mit den gegenwärtigen oder künftigen Möglichkeiten beschäftigen, wie der gewünschte Platz in der Gesellschaft trotz der Behinderung noch eingenommen werden kann.
- Verlusterleben (Verlust der gewohnten Körperleitung, von Aktivitäten, Lebensstil, von sozialen Rollen, des vertrauten Selbstbildes und des Selbstbewusstseins, der Autonomie und Ich-Identität); Das Bewusstwerden dieser Verluste kann zu einer Lebenskrise führen;
- Angst, stigmatisiert und/oder verspottet zu werden;
- Angst vor Vereinsamung, Mitleid, Zukunftsangst, Angst vor Rollenverlust;
- Verlust von Status und Prestige;
- Gefühl benachteiligt zu sein („Warum ich?");
- existenzielle Bedrohung;
- Gefühl der Machtlosigkeit, Unsicherheit (Stürze!);
- Verlust des Gefühls sich als „Ganzes" zu erleben;
- Einschränkung der Selbstbestimmung;

Folgen/Auswirkungen (Immobilität als Risikofaktor)

Die Folgen und Auswirkungen von Immobilität sind abhängig von der Dauer, dem Schweregrad, der Art der Aktivitätsbeschränkung und dem Alter des Patienten. Längere Immobilität führt zu längeren Genesungszeiten, möglicherweise auch zu dauerhaften Behinderungen und wirkt sich auf alle Organe des Körpers nachteilig aus (Corr/Corr 1992).

Physiologische Folgen

- Verringerung von Muskelmasse und -tonus;
- Beeinträchtigung der Ausdauer;
- Zunahme der Aktivitätsintoleranz;
- Abnahme von Beweglichkeit der Muskeln und Gelenke, Gelenkskontrakturen;
- Zunahme der Osteoporose;
- Kardiovaskuläre Dekompensation;
- Orthostatische Hypotension;
- Thrombosenbildung;
- Lungenembolie;
- verringertes Blutvolumen;
- erhöhtes Risiko der Atelektasen und Aspirationspneumonie;
- Entwicklung von Dekubitus;
- Gastrointestinale Komplikationen wie Mangelernährung, Obstipation;
- Harn- und Stuhlinkontinenz;
- Stoffwechselprobleme wie Dehydratation, Störungen im Elektrolythaushalt;
- Vermindertes Blutvolumen.

Psychische Folgen

- Depression;
- Rückzug;
- Apathie;
- geringe Selbstachtung, gestörtes Selbstbild;
- Hilflosigkeit;
- Angst;
- Unaufmerksamkeit/Unkonzentriertheit (Stürze!).

Soziale Folgen

- Rückzug in Wohnung/Zimmer/Bett;
- Zusammenbruch von sozialen Beziehungen.

Wirkung auf die Pflegenden/Strategien, Problemlösungsmaßnahmen/flankierende Maßnahmen für die Pflegenden

- Wie weit lassen Pflegepersonen Reaktionen auf Verluste, Trauer, Wut im Alltag zu?
- Wie gehen Pflegepersonen auf Äußerungen über persönliches Erleben von Krankheitssituationen der Betroffenen ein?
- Wie bewerten sie diese?
- Wie reagieren sie darauf?
- Wie weit tendieren auch professionelle Helfer dazu, die verbliebenen Fähigkeiten an den Normen und Werten zu messen, die in unserer Gesellschaft Gültigkeit haben, und verhindern damit eine echte Auseinandersetzung des Menschen mit seiner Immobilität, sodass diese aus einem Gefühl der Hilflosigkeit heraus negiert oder vorschnell kompensiert wird?
- Herausforderung für die Auseinandersetzung mit dem eigenen Pflegeverständnis und dem Verständnis von Gesundheit, Krankheit und Behinderung durch Diskussion, Literaturstudium, spezielle Fortbildungen und durch die Auseinandersetzung mit dem eigenen Körper und dem eigenen Bewegungsbedürfnis.
- Bewegung als Möglichkeit, Balance zu finden und als Mittel zur Gesunderhaltung und Psychohygiene.

Verwandte Konzepte

- Angst;
- Verlust;
- Krise;
- Hilflosigkeit;
- Selbstkonzept;
- Ermüdung, Erschöpfung;
- Selbstpflegedefizit.

Verwendete Literatur

Zeller-Forster, F.: Konzept Immobilität. In: Käppeli S.: Pflegekonzepte. Bd. 2. Huber, Bern 1999

Corr D. M., Corr C. A.: Gerontologische Pflege. Huber, Bern 1992

Wyman J. F.: Mobilität und Sicherheit. In: Corr D. M., Corr C. A.: Gerontologische Pflege. Huber, Bern 1992

Fehr G.: Qualitätsprojekt Pflegenomenklatur und Pflegediagnosenprozess. Teilprojekte Pflegediagnostik im PES mit ICNP/Beta Version 1, Februar 2001. St. Pirminsbergf, Klinik für Psychiatrie, Psychotherapie und Suchtbehandlung, Schweiz, St. Gallen

Stefan H., Allmer F.: Praxis der Pflegediagnosen. Springer, Wien, New York 2000

Runge M.: Gehen, Gehstörungen und Stürze im Alter Ost Sonderheft Mobilität im Alter, 1996, S. 15–20

Runge M., Rehfeld G.: Geriatrische Rehabilitation im therapeutischen Team. Thieme, Stuttgart 1995

Maietta L., Hatch F.: Aufbaukurs Arbeitsbuch Kinästhetik in der Pflege. European Institute for Human Development-Research GmbH, 2002

Trnka U.: Konzept Immobilität – Physiologische Grundlagen, Vortragsunterlagen, WB-Pflegeberatung, Rudolfinerhaus, 2002

Anhang 3: Fallbeispiel

Erstkontakt

Über Vermittlung des Hausarztes besuche ich als freiberuflich tätige diplomierte Gesundheits- und Krankenschwester (DGKS) Familie Gassner (Name frei erfunden), die in einem sehr komfortablen Einfamilienhaus am Stadtrand wohnt. Ich treffe bei meinem ersten Besuch beide Ehegatten an. Frau Gassner zeigt sich erfreut über mein Kommen, Herr Gassner wirkt reserviert und unsicher.

Frau Gassner ist 62 Jahre alt und leidet seit 6 Jahren an einem Bronchialkarzinom, das zunächst operativ behandelt wurde (Lobektomie rechter Unterlappen). Vor 4 Jahren trat ein Rezidiv auf, das mit mehreren Zyklen Zytostatika-Therapie behandelt wurde. Derzeit erhält Frau Gassner Schmerzmedikamente, Misteltherapie, b-Blocker, Magnesium, Antazida und Sauerstofftherapie bei Bedarf. Frau Gassner ist zur Zeit wegen ihrer Schwäche bettlägerig. Sie wirkt gut gepflegt. Ihr Zimmer ist sehr zweckmäßig als Krankenzimmer hergerichtet. Es scheinen sämtliche erforderliche Pflegeutensilien vorhanden zu sein.

Im Gespräch erzählt Frau Gassner von ihrem Leidensweg. Zur Zeit fühle sie sich sehr schlecht, leide an starken Krämpfen in den Extremitäten, an Schwäche, permanenter Übelkeit und Appetitlosigkeit und an anfallsartig auftretender Atemnot.

Vor 2 Wochen musste sie erfahren, dass sie auf den letzten Therapiezyklus nicht angesprochen hat und ihr Tumor weiter wächst und metastasiert.

Durch die zunehmende Beeinträchtigung der Leberfunktion zeigen sich Gerinnungsstörungen, Stauungen und zunehmende Müdigkeit.

Sie scheint über ihre Erkrankung gut informiert zu sein. Frau Gassner erklärt dies damit, dass sie früher selbst als Krankenschwester gearbeitet hat. Den Beruf habe sie dann aber wegen der Kinder und der gesellschaftlichen Stellung ihres Mannes aufgegeben.

Herr Gassner leitete die ortsansässige Filiale eines großen internationalen Unternehmens, war beruflich sehr engagiert und oft auf Geschäftsreisen. Das Ehepaar hat 2 Kinder und 3 erwachsene Enkelkinder. Sie alle leben im Ausland und besuchen die Eltern nur zu Weihnachten. Besonders Frau Gassner leidet sehr unter der Trennung von den Kindern und würde auch gerne ihre Enkel um sich haben.

Ihre derzeitige Beschäftigung ist Lesen und Fernsehen; sie fühlt sich zu schwach, um selbst die einfachsten Dinge selbst auszuführen.

Laut ihrer Aussage haben sich ihre Freunde nach Bekanntwerden der Diagnose von ihr zurückgezogen. Sie fühlt sich nun minderwertig und als Klotz am Bein ihres Mannes. Frau Gassner sieht diese Situation als Strafe für sein jahrelanges Fremdgehen und dafür, dass er sie vernachlässigt hat. Im diesem Gespräch wirkt Frau Gassner verbittert und beklagt ihr Leben. Sie hätte alles für ihre Familie getan und nur Undank geerntet. Jetzt wo sie Hilfe braucht, kümmert sich niemand um sie. Dieses Gespräch wird in Anwesenheit des Gatten geführt, der peinlich berührt wirkt und immer wieder versucht, die Aussagen zu korrigieren. Frau Gassner meint, dass ihr Mann ihr immer wieder ihre Pflegebedürftigkeit vorwerfe und sich über sein dadurch verpfuschtes Leben beklage. Darunter leide sie am meisten. Sie glaubt, dass das Fortschreiten ihrer Erkrankung in engem Zusammenhang mit diesen psychischen Belastungen stehe.

Als ihr Gatte das Zimmer verlässt, berichtet Frau Gassner, dass er sie oft mehrmals um Kleinigkeiten bitten lasse, sie ihn wie früher an alles erinnern müsse, er immer wieder Aufforderung brauche und ihr auch dann nur unwillig helfe, insbesondere bei der Körperpflege. Er habe kein Verständnis für ihre Erschöpfung und sei auch in den praktischen Dingen des Lebens ungeschickt und hilflos.

Die Ehe sei schon vor ihrer Erkrankung nicht mehr glücklich gewesen. Er habe sich kaum noch um sie gekümmert, sie immer wieder betrogen und es sei auch bereits von Scheidung die Rede gewesen.

Beim Vorbereiten der Medikamente ergibt sich die Gelegenheit, mit dem Gatten unter vier Augen zu sprechen. Er erzählt, dass er mit der Betreuung seiner Gattin schon sehr überfordert sei. Er habe seinen Beruf ihretwegen großteils aufgegeben und arbeite jetzt nur mehr als freier Mitarbeiter für seine frühere Firma. Seine Arbeit bedeute ihm immer noch immer sehr viel. Er meint, er könne mit dem Fortschreiten der Pflegebedürftigkeit seiner Gattin nicht mehr fertig werden und möchte von dieser Verpflichtung befreit werden, um wieder ein normales Leben führen zu können.

Frau Gassner lehnt mobile Dienste ab, möchte keine Fremden um sich.

Frau und Herr Gassner werden über die Möglichkeit einer vorübergehenden Aufnahme in einem stationären Hospiz unterrichtet. Beide zeigen sich erfreut darüber und so wird die Unterbringung veranlasst. Ich biete an, Frau Gassner bei der Überstellung ins Hospiz zu begleiten, was sie gerne annimmt.

Zweiter Besuch

Herr Gassner öffnet mir die Tür. Er wirkt heute offen und befreiter als beim Erstkontakt. Auch Frau Gassner wirkt wesentlich frischer und zuversichtlicher.

Zu meinem Erstaunen lehnen jedoch beide die Aufnahme ins stationäre Hospiz ab. Herr Gassner erklärt im Gespräch, er werde schon für seine Gattin sorgen. Frau Gassner meint, ihr Gatte werde sich jetzt sicher mehr bemühen und sie könne mit ihm das Auslangen finden, sofern dieser von mir Anleitung und Beratung erhalte, damit er ihre Pflege besser übernehmen kann.

Fundiert!

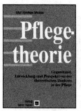

Meleis
Pflegetheorie
Gegenstand, Entwicklung und Perspektiven des theoretischen Denkens in der Pflege

Aus dem Amerikanischen von Elisabeth Brock.
1999. 783 S., 6 Abb., 86 Tab., Gb
€ 29.95 / CHF 49.80 (ISBN 3-456-82964-7)

Das Standardwerk über Entwicklung, Stand und Aufgaben von Pflegetheorien.

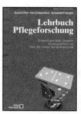

Polit / Beck / Hungler
Lehrbuch Pflegeforschung
Methodik, Beurteilung und Anwendung

Aus dem Amerikanischen von Michael Herrmann. Deutschsprachige Ausgabe bearbeitet und herausgegeben von Prof. Dr. Sabine Bartholomeyczik.
2004. 485 S., 23 zweifarb. Abb., 39 Tab., Gb
€ 59.95 / CHF 102.00 (ISBN 3-456-83937-5)

Polit, Beck, Hungler – das Lehrbuch des internationalen Pflegeforschungsklassikers in deutscher Sprache.

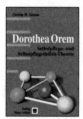

Dennis
Dorothea Orem
Selbstpflege- und Selbstpflegedefizit-Theorie

Aus dem Amerikanischen von Ute Villwock.
2001. 201 S., 28 Abb., 7 Tab., Kt
€ 19.95 / CHF 34.90 (ISBN 3-456-83300-8)

Eine kompakte und verständliche Darstellung von Dorothea Orems Pflegetheorie der Selbstpflege, Selbstpflegedefizite und Selbstpflegesysteme für Lernende, Lehrende und Leitende in der Pflege.

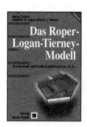

Roper / Logan / Tierney
Das Roper-Logan-Tierney-Modell
Basierend auf Lebensaktivitäten (LA)

Aus dem Englischen von Ute Villwock.
2002. 208 S., 29 Abb., Kt € 26.95 / CHF 44.80
(ISBN 3-456-83597-3)

«Nichts ist praktischer als eine gute Theorie». Eine einfache, verständliche und kompakte Einführung in das Pflegemodell von Nancy Roper für Lernende, Lehrende, und Leitende in der Pflege.

 Verlag Hans Huber http://verlag.hanshuber.com
Bern Göttingen Toronto Seattle